ÉTUDE DE SOLDATS
DE LA PREMIÈRE GUERRE MONDIALE
INHUMÉS À SPINCOURT

Estimation du sexe, de l'âge et état buccodentaire

Médecine à travers les siècles

Collection dirigée par le Docteur Xavier Riaud

L'objectif de cette collection est de constituer « une histoire grand public » de la médecine ainsi que de ses acteurs plus ou moins connus, de l'Antiquité à nos jours.
Si elle se veut un hommage à ceux qui ont contribué au progrès de l'humanité, elle ne néglige pas pour autant les zones d'ombre ou les dérives de la science médicale.
C'est en ce sens que – conformément à ce que devrait être l'enseignement de l'histoire –, elle ambitionne une « vision globale » et non partielle ou partiale comme cela est trop souvent le cas.

Dernières parutions

Philippe MARRE (sous la dir. du président), *L'Académie Nationale de Chirurgie au service de l'histoire. Séances solennelles : articles et conférences*, 2021.
Françoise GUILLON-METZ, Mélanie GUERIN-BOYER, *Louis XIV un souverain diabétique, ou De Regis Gallicorum re medica*, 2021.
Xavier RIAUD, *Petit manuel historique de l'odontologie du sport*, 2021.
Michel A. GERMAIN, *Médecines antiques des Romains et des Germains. Confrontation et analyse*, 2021.
Ali HAMDAN, *De la médecine coloniale à la santé communautaire au Sénégal*, 2020.
Geneviève HERY-ARNAUD, Dominique LE NEN, *Pierre Le Damany, grand médecin breton. Souvenirs d'un étudiant en médecine, Rennes (1887-1891)*, 2020.
Xavier RIAUD, *Carnet de voyage académicien d'un historien de la médecine*, 2020.
Xavier RIAUD, *La Greffe générale. Journal satirique des blessés de la face de l'hôpital du Val-de-Grâce (1917-1918)*, 2020.
Pierre AUBRY, avec la collaboration de Bernard-Alex GAÜZERE, *Médecins et expéditions coloniales françaises au XIXe siècle (Afrique Noire et Madagascar)*, 2020.
Philippe SCHERPEREEL, *Le sang, imaginaire et réalités. Des excès de la saignée à la transfusion sanguine*, 2020.
Georges TRAVERT, *La mucoviscidose. Histoire d'une aventure médicale et humaine*, 2019.
Maître Antoine BOIREL, *Chirurgien de campagne sous le Roi-Soleil. Traité des playes de teste 1674*, présenté par Françoise Guillon-Metz, 2019.
Xavier RIAUD, *L'or dentaire des nazis*, 2019.

Lauriane Baumann

ÉTUDE DE SOLDATS DE LA PREMIÈRE GUERRE MONDIALE INHUMÉS À SPINCOURT

Estimation du sexe, de l'âge et état buccodentaire

L'Harmattan

5-7, rue de l'Ecole-Polytechnique, 75005 Paris
http://www.editions-harmattan.fr
ISBN : 978-2-343-23325-3
EAN : 9782343233253

Avant-propos

La France paie un lourd tribut lors de la Première Guerre mondiale (1914 – 1918) avec 1,7 million de morts dont 1,4 million de militaires, près de 400 000 disparus et plus de 4 millions de soldats blessés.

Cent ans après l'Armistice, le cimetière militaire oublié de Spincourt nous révèle ses secrets : plus de 617 tombes et 864 corps sont retrouvés. L'archéo-anthropologue Frédéric Adam, habitué des fouilles, souhaite travailler en collaboration avec un chirurgien-dentiste pour l'étude des dentures. Cette coopération permettrait de compléter nos connaissances sur ces corps et d'approfondir les travaux habituellement menés en archéo-anthropologie. En effet, peu d'études sur l'état buccodentaire de soldats par des chirurgiens-dentistes ont été réalisées.

Quant au Dr. Laurent Martrille (médecin légiste et chef du service de Médecine Légale (IML et UMJ) au CHRU de Nancy), ce travail représente l'opportunité de tester la fiabilité des méthodes d'estimations dentaires sur le terrain.

Depuis de nombreuses années, l'odontologie médico-légale permet l'identification des individus par l'analyse de leurs dents et des bases osseuses associées. Par cette étude, nous souhaitons rendre hommage à nos défunts et les connaitre davantage.

Nous commencerons par détailler l'état buccodentaire des soldats (denture, lésions carieuses, alvéolyse, soins, pathologies…). Dans un deuxième temps, nous énumérerons brièvement les différents procédés permettant d'estimer un âge et un sexe à partir de données dentaires. Enfin, la dernière partie se consacrera à la comparaison de nos estimations à celles obtenues par des techniques anthropologiques classiques.

Par ce travail nous souhaitons vérifier la concordance des méthodes anthropologiques avec des techniques dentaires choisies.

1. CONTEXTE HISTORIQUE

1.1 La dentisterie en France au XXe siècle

En 1791, la Révolution française marque la liberté d'exercice pour toutes les professions médicales : l'art dentaire est complètement libre. À partir de cette date apparaissent les premiers docteurs en médecine qui pratiquent l'art dentaire.

Au début du XIXe siècle, les connaissances en dentisterie regroupent des notions d'anatomie et de physiologie. Le « dentiste » effectue alors des soins et des réhabilitations prothétiques à l'aide de dents en porcelaine. Celui-ci est en même temps un grand technicien : il n'y a pas de séparation entre les soins et la prothèse.

Aucune loi ne régissant l'art dentaire, on retrouve plusieurs catégories de praticiens (Morgenstern 2009) :

- les chirurgiens agrégés aux maîtrises avec un certificat de maîtrise obtenu après un apprentissage et un paiement de droit, ou agrégés aux communautés c'est-à-dire ayant étudié auprès d'un maître sans avoir leur maîtrise,
- les « experts-dentistes » diplômés grâce à l'édit royal du 10 mai 1768. Ils s'appellent entre eux « dentistes » ou encore « chirurgiens-dentistes »,
- les dentistes brevetés grâce à une distinction d'un membre d'une famille princière. Ils pratiquent également leur discipline sur la population générale,
- les officiers de santé dentistes, ce sont d'anciens militaires qui exerçaient durant la guerre. Ils prennent le titre de médecin ou dentiste après la guerre après être passés devant un jury qui délivre une autorisation. Cette dernière est uniquement délivrée s'il prouve sa pratique pendant une période et à un lieu donné. Aucun test sur ses compétences n'est effectué,
- les « empiriques » qui sont autodidactes, et soignent à qui le veut, parfois avec une autorisation municipale. On retrouvera des maréchaux-ferrants, des barbiers, etc.,
- et enfin les stomatologistes : ce sont des docteurs en médecine qui ont suivi une formation sur « les maladies de la bouche et des dents ».

En l'absence de réglementation des professions médicales et dentaires, on observe de nombreux charlatans ou des personnes sans titre qui exercent en payant une patente (ancien impôt revenant actuellement à la taxe professionnelle). C'est de cette manière que n'importe quel individu sans les compétences requises peut pratiquer l'art dentaire à condition de payer.

1.1.1 La naissance du mouvement stomatologique (milieu XIXe siècle)

Les docteurs en médecine et les officiers de santé médecins, jaloux en voyant la réussite de certains dentistes, estiment qu'il n'est pas juste que ce métier soit pratiqué par des non-docteurs, considérant l'art dentaire comme une branche de la médecine. Ces stomatologistes (docteurs en médecine ayant suivi une formation sur les maladies de la bouche et des dents) revendiquent l'exercice de l'art dentaire en faveur des seuls docteurs en médecine : c'est le mouvement stomatologique (parallèle au mouvement odontologique) (Morgenstern 2009).
Le mouvement odontologique regroupe tous les dentistes non-médecins.

1.1.2 Création des premières écoles dentaires en France

En l'absence d'enseignement professionnel, l'art dentaire stagne alors que les autres sciences ne cessent d'évoluer. La première école dentaire va être créée à Baltimore en 1839. Beaucoup de dentistes américains, dont la formation aux États-Unis est reconnue partout dans le monde, s'expatrient en France. Sous ce modèle, la première école dentaire va ouvrir en France quelques années plus tard.

- École dentaire de Paris

Elle est fondée en 1880 par Charles Godon qui prône le libre accès à la profession. Il souhaite un enseignement libre et une liberté d'exercice. L'école se situe dans un appartement à Paris, constitué de cinq pièces avec dix fauteuils dentaires. Cependant, l'enseignement n'a aucun caractère officiel. Cette école se concentre sur l'apprentissage des dentistes aux techniques prothétiques, la formation dure deux ans (Morgenstern 1995).

- École dentaire de France

Opposé à ce mouvement, les stomatologistes décident de créer leur propre école privée en 1884 : « l'École dentaire de France » qui deviendra « l'École odontotechnique ». Le fondateur, Edmond Andrieu, docteur en médecine se différencie de Charles Godon par le désir d'intégrer l'art dentaire comme spécialité médicale. En effet, il faudrait être titulaire d'un doctorat en médecine pour pouvoir prétendre à l'exercice de l'art dentaire. La formation dure également deux ans, et il souhaite la mise en place d'un diplôme d'état (Morgenstern 1995).

Ces deux concepts vont s'opposer jusqu'à la mise en place de la loi Brouardel.

1.1.3 La loi Brouardel ou loi du 30 novembre 1892

Paul Brouardel, docteur en médecine et doyen de la faculté de médecine de Paris, va instaurer la loi Brouardel qui crée le diplôme de chirurgien-dentiste le 30 novembre 1892. Il faudra être bachelier, détenteur du certificat d'études ou du certificat d'études primaires supérieures. La durée de la formation sera de 3 ans avec la mise en place de trois examens théoriques et d'un examen pratique validant en fin de cursus. Faute de moyens, la formation ne sera pas dispensée dans les facultés de médecine (insuffisance de professeurs, matériels…) mais dans des écoles privées déjà existantes. Les dentistes patentés avant la loi Brouardel auront le droit de continuer à exercer s'ils s'inscrivent dans les écoles autorisées à délivrer l'enseignement et à condition de passer les examens de fin d'études (Morgenstern 1995). Les dentistes étrangers doivent également passer le diplôme français.

Cette loi n'autorise que les docteurs en médecine et les titulaires du diplôme de chirurgien-dentiste à exercer l'art dentaire. Cette décision posera des problèmes durant de longues années car certains docteurs en médecine ouvriront des cabinets dentaires sans aucune légitimité. Ce sont les « odontriatres ». Ils représentent un danger pour la population qui ne les différencie pas des stomatologistes ayant reçu une formation.

Malgré la réglementation de la profession, il subsiste toujours quelques charlatans prenant le statut de chirurgien-dentiste indument. Ainsi, on croise encore quelques bazars dentaires, où officient parfois des mécaniciens, qui mettent de grandes affiches et promettent des appareils sans crochets, des soins sans douleur ni anesthésie, etc.

1.1.4 L'art dentaire du XXe siècle en France

- L'hygiène

Une évolution de l'asepsie est notable depuis la découverte en 1847 du nécessaire et indispensable lavage des mains dans la prise en charge de patients par Semmelweis. En 1878, Pasteur s'en inspira pour démontrer que l'eau et les éponges utilisées par les chirurgiens sont propagatrices de germes pathogènes : il préconise le nettoyage des mains et le chauffage des instruments de 130 à 150°C pour les rendre stériles. Ces recommandations se généralisent dans le milieu de la santé mais également pour l'art dentaire qui voit son taux d'infection diminuer.

À cette époque, l'intérêt de l'hygiène buccodentaire est connu. Par exemple, Edward Prud'homme (chirurgien-dentiste) recommande de se rincer la bouche avec de l'eau tiède chaque matin, d'ajouter de l'eau-de-vie deux à trois fois par semaine, de tremper la brosse à dents dans cette solution et de se brosser les dents et les gencives avec de la poudre de charbon et de quinquina. Des dentifrices sous forme de poudre, que Prud'homme ne conseille pas, sont disponibles dans le commerce (Prud homme 1866). Puis la marque Colgate commercialise en 1873 des dentifrices sous forme de pâte conditionnés dans des pots en porcelaine. Les premiers tubes souples en étain plus hygiéniques et pratiques apparaissent à la fin du XIXe siècle.

Le chirurgien-dentiste J.M Bonnet a également écrit un manuscrit intitulé « Hygiène dentaire, ou les moyens de les conserver belles et bonnes ; à l'usage du monde » en 1842 (Bonnet 1842).

Malgré des connaissances avancées, l'hygiène buccodentaire n'était pas encore inscrite dans les mœurs de la population.

- L'anesthésie

Horace Wells est le premier dentiste à avoir utilisé l'anesthésie en chirurgie dentaire. En 1844, il utilise le protoxyde d'azote (gaz hilarant) pour extraire les dents sans douleur (Wells 1847). La grande innovation suivante en termes d'anesthésique est la cocaïne. Elle sera utilisée par Halsted William en 1884 pour anesthésier localement le nerf alvéolaire inférieur. Puis Richard Willstätter va définir la structure de la cocaïne pour pouvoir la synthétiser en 1901. La toxicité de la cocaïne étant prouvée, des recherches sont faites pour remplacer cette molécule. Alfred Einhorn va grâce à la structure de la cocaïne former une nouvelle molécule anesthésique appelée « novocaïne » pour « nouvelle cocaïne » (Einhorn 1909). Les laboratoires Hoechst vont commercialiser cette novocaïne qui restera le principal anesthésique local pendant plusieurs décennies.

- La radiographie

Le 23 janvier 1896, Wilhelm Röntgen montre les rayons X à la société de physique médicale. Cette même année, le dentiste allemand Otto Walkhoff, se sert pour la première fois des rayons X pour effectuer des clichés intra-buccaux de ses propres dents. Le temps de pose était de 25 minutes, ce qui entrainera comme effets secondaires la perte de ses cheveux. Malgré une expansion rapide de l'emploi des rayons X dans le monde entier et en France pour la détection de la tuberculose (par des clichés du thorax et des poumons), il faudra attendre quelques années pour que son utilisation soit répandue dans la dentisterie.

Il faudra patienter jusqu'en 1934 pour avoir les premières radiographies panoramiques.

- Les connaissances en dentisterie

Le « traité des maladies, des dents, des alvéoles, et des gencives » paru en 1728 et réactualisé en 1746 par Pierre Fauchard, connu comme le père de la dentisterie moderne, est un guide pour les chirurgiens-dentistes. Il y décrit le moyen de garder ses dents saines et longtemps, les thérapies pour les soigner, les protocoles pour les plomber (recommande le plomb, l'étain ou l'or), et l'utilisation des instruments adéquats (Fauchard 1746).

En 1914, le livre intitulé « La stomatologie indispensable aux médecins praticiens » est une véritable source d'informations sur le savoir de l'époque. Il y est expliqué toute l'anatomie et la physiologie dentaire (pulpe, odontoblaste, dentine, émail, ligament alvéolo-dentaire) et gingivale (Raynal 1914).

On y retrouve également :
- la description des différentes pathologies dentaires,
- la position du malade, du praticien et de l'éclairage,
- les odontalgies et leur traitement,
- les fausses odontalgies ou algies de causes extra-dentaires,
- le tartre (physiologie, comment l'éliminer),
- les accidents de première dentition,
- etc.

Les dentistes de cette époque n'avaient rien à envier à nos connaissances actuelles.

- Le matériel

Les fauteuils dentaires apparaissent progressivement au milieu du XIXe siècle. Ces derniers sont à dossier droit ou à bascule, généralement accompagnés d'un accoudoir, d'un crachoir et d'une armoire pour ranger les instruments. Les premiers systèmes de forage apparaissent également, le plus connu étant, durant les années 1870 – 1880, le tour à pédale de Morrison qui permet l'accès à une dentisterie rotative et donc plus conservatrice.

Les connaissances en termes de soins étaient déjà très élaborées. Nous retrouvons :

- les soins « pansement » type oxyde de zinc,
- les pâtes « calmantes », par exemple le dentiste Etienne Bourdet en utilise à base d'opium, de clou de girofle, de noix de galle, de camphre et de terre argilée (Montagne 2007),
- les obturations à base d'amalgame (mélange d'étain, d'argent et de plomb),
- les obturations à base d'or aussi appelées « aurification » deviennent de plus en plus populaires (Montagne 2007),
- les obturateurs palatins,
- la prothèse fixe avec des couronnes sur pivot,
- l'utilisation de la gutta-percha en endodontie,
- les prothèses amovibles partielles ou totales : elles sont à base de vulcanite avec des dents en céramique. On retrouve également des dents en porcelaine,
- etc.

- L'odontologie médico-légale

La médecine légale joua un rôle essentiel lors de l'incendie du Bazar de la Charité à Paris le 4 mai 1897. Le feu s'y est déclaré pendant une vente de bienfaisance, et emporta avec lui plus de 125 victimes. De nombreux corps ont été reconnus via les vêtements et les bijoux portés. Parmi les dépouilles non identifiées, se trouvait la duchesse d'Alençon. Son identification a été rendue possible ultérieurement grâce à son dossier dentaire mentionnant la présence notamment d'un bridge en or. Cet évènement marque les débuts de l'odontologie médico-légale en France (Huret 1897).

1.2 La Première Guerre mondiale

1.2.1 Les déclarations de guerre

L'Europe de 1914 est bien différente de celle que nous connaissons aujourd'hui. Divisée en deux clans militaires distincts, nous retrouvons la Triple Alliance constituée de l'Allemagne, l'Autriche-Hongrie et l'Italie, et la Triple Entente composée du Royaume-Uni, de la France et de la Russie. La région Alsace-Lorraine est alors allemande suite à la défaite française et en application du traité de Francfort signé le 10 mai 1871 (Valfrey 1874).

Le 28 juin 1914, l'héritier du trône d'Autriche François Ferdinand et sa femme sont assassinés à Sarajevo par un jeune nationaliste serbe de Bosnie. L'Autriche-Hongrie convoitant la Serbie se sert de cet attentat pour déclarer la guerre à la Serbie le 28 juillet 1914 (Geiss et Burgelin 1964). La Russie, protégeant la Serbie, commence à préparer ses troupes. La mobilisation russe inquiète l'Allemagne avec qui elle partage une frontière commune. L'Allemagne, alliée de l'Autriche-Hongrie, déclare la guerre à la Russie le 31 juillet 1914.

La France rassemble ses soldats, l'ordre de mobilisation générale est affiché le 2 août 1914 à 5h sur tous les bureaux de poste (Bonnefon 1914). Sous prétexte d'une menace française, l'Allemagne entre en guerre contre la France le 3 août 1914.

Cette succession d'évènements amorce le conflit qui sera connu des années plus tard comme la Première Guerre mondiale.

1.2.2 La mobilisation française

- Appel à la mobilisation

Depuis la loi « Barthou » du 7 août 1913, le service militaire est obligatoire pour tous sauf incapacité physique. Le jeune homme doit faire trois ans de service militaire (armée d'active), avant de retourner à la vie civile (République française 1913). Cependant, il reste soumis à 28 années d'obligations militaires : il peut ainsi être rappelé par l'armée jusqu'à ses 48 ans (République française 1872).

Tous les hommes âgés de 20 à 48 ans ont l'ordre de rejoindre progressivement les garnisons de l'armée. Il est possible de se porter volontaire à partir de 17 ans. Le livret distribué lors du service obligatoire doit être conservé pendant 28 ans. Il y figure le fascicule de mobilisation qui renseigne la date impérative d'arrivée au dépôt d'affectation (ministère des Armées 1898).

- Tenue des soldats

À leur arrivée à la garnison, les soldats reçoivent leur paquetage. L'uniforme est composé d'un pantalon rouge garance, d'une capote bleue en laine, d'un képi rouge garance et de brodequins modèle 1912. Le fantassin est également équipé d'un fusil Lebel modèle 1886 sur lequel il peut adapter la Rosalie (baïonnette), indispensable lors des combats rapprochés.

En plus de l'uniforme, un havresac modèle 1893 lui est remis pour transporter les équipements et ses effets personnels. Il contient énormément de matériel pour le combat et notamment : une chemise de rechange, une paire de lacets, une paire de chaussettes, le bonnet de police, une brosse à habits, une trousse de couture, le matériel d'entretien de l'arme, des pansements individuels, de la lessive, du savon renouvelé tous les 15 jours, une serviette de toilette, etc. Malgré la présence d'une poche réservée pour la brosse à dents dans le havresac, on remarque qu'aucun matériel pour l'hygiène dentaire n'est distribué par l'intendance militaire, la brosse à dents ainsi que le dentifrice étant des achats personnels. Au total, le soldat français porte environ 25kg de matériel sur le dos.

La tenue, identique à celle utilisée pour la guerre franco-prussienne n'est pas du tout adaptée à une guerre moderne. L'uniforme est facilement visible par l'ennemi sur les champs de bataille. C'est pourquoi dès le début de la mobilisation, on prévoit la fabrication en urgence de couvre-képi gris de fer bleuté, beaucoup moins perceptibles, qui serviront à recouvrir le rouge garance traditionnel (Gazette des Uniformes 2005).

1.2.3 La Guerre de mouvement (3 août 1914 – 14 novembre 1914)

Vers le 15 août 1914, plus de 3 600 000 hommes sont mobilisés, la stratégie de l'État-Major dirigé par le Général Joseph Joffre étant d'envoyer des troupes vers l'Alsace et la Lorraine allemandes (République française 1921). Le temps que les troupes russes se mobilisent et arrivent à la frontière allemande, les Allemands se dirigent vers la France, en contournant la frontière par le Nord et passent par la Belgique (pays neutre).

1.2.4 La Guerre de position (14 novembre 1914 – mars 1918)

À l'automne 1914, la guerre de mouvement fait place à une guerre de position : les armées creusent des tranchées. Ce sont des fossés allongés (1 m de large pour 2 m de haut), creusés à proximité des lignes ennemies et où les soldats restent à couvert. L'émergence des mitrailleuses, grenades, bombes ainsi que des conditions sanitaires médiocres couplées à un képi inefficace pour protéger la tête des soldats, entraînent l'apparition des « gueules cassées ».

L'État-Major distribue des cervelières à mettre sous le képi, mais peu protectrices et donnant des maux de tête, elles vont être utilisées comme ustensiles de cuisine, bol à raser ou récipient à cartouches (Gazette des Uniformes 2005). Pour remplacer les cervelières, Louis Auguste Adrian invente le casque « Adrian » inspiré de la bourguignotte du Moyen-Âge pour protéger les soldats français. Il sera décoré pour sa découverte. Alors qu'en 1914, on estime à 77% les blessures à la tête (dont 88% sont mortelles), le chiffre s'abaisse à 22% en 1916 après son adoption (Montagne 2007) (Editions Atlas 2007).

Les « Bleuets » désignant les jeunes soldats dans leur uniforme deviendront plus tard les « Poilus ». La signification première de ce surnom a pour origine « qui a du poil » puis « poilu » qui souligne le courage des soldats français (le poil comme symbole de la virilité). Ce terme va par la suite se généraliser et prendre une signification plus péjorative désignant des hommes avec peu d'hygiène, les soldats n'ayant pas d'eau pour se raser et se laver (Dauzat 1918). La vie des poilus est très difficile, car ils restent dans le froid et la boue à longueur de journée.

Les cuisiniers aussi appelés « hommes de soupe » à l'arrière, apportent la nourriture et du vin via les « roulantes » jusqu'à la première ligne. La nourriture arrive généralement froide, et infecte à cause de la pluie et de la boue. Quand le ravitaillement n'est pas possible à cause d'attaques ennemies, le soldat mange sa ration réglementaire (conserve de viande de bœuf, pain et biscuit sec, sucre, café…). Au front, les soldats ont un coefficient de mastication très faible, l'alimentation étant principalement carnée, la mastication insuffisante entraîne des troubles de digestion. La qualité et la quantité de nourriture jouent énormément sur le physique du soldat. On observe des cas de dysenteries (infection du côlon) et de maladies intestinales. L'alcool présent en grande quantité à l'avant, permet de se réchauffer en période de grand froid, augmente le moral des troupes, et couplé à une hygiène insuffisante met également à rude épreuve la dentition des soldats (Le magazine de la Grande Guerre 2020).

L'hygiène est quasiment inexistante pendant un mois, durée pendant laquelle le soldat reste en première ligne avant d'être relayé à l'arrière où il pourra manger chaud, se doucher et dormir au sec.

1.2.5 L'accès aux soins dentaires pendant la guerre

- La place des chirurgiens-dentistes dans l'armée

La loi du 16 mars 1882 sur « *l'administration des armées* » ne porte aucune mention sur la place des dentistes au sein de l'armée. Comme expliqué précédemment (2.1), à cette époque aucun diplôme n'est nécessaire pour être dentiste selon la Cour de Cassation du 23 février 1827 : l'exercice de la profession est libre. C'est seulement à partir de la loi Brouardel (1892) que le diplôme universitaire de chirurgien-dentiste naît (2.1.3).
En 1889, le docteur en médecine dentaire Cruet insiste sur le fait qu'il faut améliorer l'enseignement des pathologies buccales et dentaires aux médecins militaires et installer un examen périodique pour chaque soldat de caserne. L'hygiène buccodentaire doit leur être enseignée : un lavage avec de l'eau bouillie et une brosse à dents doit être fait au moins une fois par jour (Cruet 1899). Or, malgré ce souhait, les militaires ne seront pas munis d'une brosse à dents. À cette époque, l'accès aux soins dentaires reste restreint à une population plus aisée. Ceux qui ne bénéficient pas d'assurances sociales ont plus de mal pour se faire soigner, ou alors se dirigent vers les charlatans qui leur promettent monts et merveilles à bas prix.

C'est pourquoi, le 3e congrès dentaire international qui a lieu à Paris en 1900 se mobilise pour demander au ministre de la Guerre, de l'armée, des députés et du Sénat, d'intégrer les chirurgiens-dentistes dans le Service de Santé des armées de terre et de mer au même titre que les infirmiers, les pharmaciens, etc.

En réponse à cette demande, deux services dentaires vont s'ouvrir à l'hôpital du Val-de-Grâce à Paris et à l'hôpital Desgenettes à Lyon.

Henry Chéron, le sous-secrétaire d'État à la Guerre déclare :

« *il sera donné au Val-de-Grâce un enseignement de la stomatologie par un médecin-major pourvu du diplôme de chirurgien-dentiste. D'autre part, les dispositions suivantes seront appliquées dans les corps de troupe. Au moment de l'incorporation, les médecins examineront la bouche et les dents de chaque soldat et mentionneront leurs constatations sur une fiche appelée « fiche dentaire » qui sera tenue à jour tous les trois mois* » (Le Monde dentaire 1907). Les meilleurs élèves des écoles dentaires seront recrutés dans ces hôpitaux, ils sont considérés comme des soldats de 2e classe jusqu'à leur engagement dans l'armée. Malheureusement beaucoup d'entre eux ne pratiqueront pas l'art dentaire et vont être directement mutés au sein d'unités de combat (Riaud 2008).

Par la suite, trois cabinets supplémentaires sont ouverts pour les garnisons de Paris, Lyon et Bordeaux. Cependant la formation à l'hôpital Val-de-Grâce reste brève, ne durant que quinze jours. En outre, la qualité de l'enseignement est inégale car dépendant principalement de l'intérêt du médecin en charge.

En 1913, la Fédération Nationale Dentaire renouvelle sa demande car elle est convaincue de l'intérêt d'un service dentaire militaire face à l'annonce d'un conflit imminent. En réponse, le ministre de la Guerre stipule que « *les dentistes ne pouvaient qu'être gêne et embarras* », convaincu que si conflit doit avoir lieu, il sera court et n'y voit donc aucune nécessité d'avoir des chirurgiens-dentistes sur le front pour le renouvellement trimestriel de l'état buccodentaire des soldats (D'Argent 1916).

- La place des chirurgiens-dentistes durant la guerre

Dès la mobilisation, les dentistes rejoignent les rangs comme simples soldats, brancardiers ou infirmiers. Malgré cet anonymat, la plupart d'entre eux emportent leur matériel afin de soulager leurs camarades à leur frais et sur leur temps libre. Dépourvus de cabinet, ils travaillent dans des conditions d'interventions sommaires « *un fauteuil et quelques sièges d'osier trouvés on ne sait où, une brouette renversée et recouverte d'une serviette, deux fascines et une haie comme paravents, et voilà le cabinet dentaire installé* » (Gardent 1916).

La plupart du temps, les médecins militaires fournissent aux jeunes chirurgiens-dentistes soldats du front : des pinces droites et courbes de Collin, une clef de Garengeot (pour les extractions), et la boite n°6 de stomatologie. Cette boite est très complète, elle comprend : un porte-fraise à main, deux élévateurs, une langue de carpe, une seringue à eau, un miroir buccal à manche, un fouloir de gutta-percha, une sonde courbe, un ciseau à émail, dix excavateurs, des précelles, une dizaine de daviers, une boîte de six fraises, du fil de platine, de la gutta-percha et parfois un tour à pied (Debourge 1986).

Les conditions d'hygiène rudimentaires, l'alimentation carnée, le tabac, l'alcool entraînent une forte augmentation de pathologies dentaires : gingivites, parodontites, caries, pulpites, abcès… On estime que 90% des hommes n'utilisent pas la brosse à dents. L'édentement entraine des problèmes d'élocution, notamment chez les officiers qui ont du mal à se faire comprendre par leurs hommes. L'augmentation du nombre d'inaptes et le délai d'attente pour se faire soigner privent le front de beaucoup de soldats, alors qu'en temps de guerre chaque homme compte.

Le travail des combattants-dentistes est vite remarqué et félicité. Ainsi, quelques semaines seulement après le début des hostilités, le ministère de la Guerre accepte le transfert de chirurgiens-dentistes en tant que soldats dans les sections d'infirmiers militaires pour octroyer les soins d'urgence aux autres camarades. La présence d'un dentiste-mécanicien par hôpital d'évacuation est nécessaire pour la mise en place de pansements, la fabrication d'appareils provisoires de contention des blessures et les réhabilitations prothétiques des édentés (Reinach 1915).

Début 1915, le sénateur de la Seine Paul Strauss imagine un service dentaire mobile qui pourra soigner les soldats au plus près des tranchées : l'utilisation d'une automobile dentaire par corps de troupe semble être la solution. En avril, le ministre de la Guerre Joseph Gallieni accepte la coopération de l'École dentaire de Paris pour prodiguer les soins aux militaires. Ce ne sont pas moins de 200 lits qui vont s'ouvrir pour accueillir les mutilés de la face (Caliot 1993).

La première automobile dentaire est imaginée par le chirurgien-dentiste Gaumerais et validée par Justin Godart, le sous-secrétaire d'État au Service de santé, le 31 juillet 1915. Ce dernier va demander la rédaction d'un rapport pour la création d'un service dentaire armé de dentistes militaires. Ce rapport sera rédigé par le professeur de l'École dentaire de Paris Georges Villain. Le 31 août 1915 l'instruction ministérielle affecte officiellement les chirurgiens-dentistes aux sections d'infirmiers pour leur spécialité et non en tant que soldats. Ils ne seront pas considérés comme des déserteurs par les autres combattants grâce au service rendu.

Le 26 février 1916 est marqué par la création d'un corps de dentistes militaires dans l'armée de terre par le Président Raymond Poincaré sous la demande de Joseph Gallieni. Ce corps ne sera actif que pour la durée de la guerre. Justin Godart précise la création de 1000 postes d'adjudants sous-officiers (Riaud 2010).

Courant 1917, des centres d'appareillages naissent dans les écoles dentaires pour réhabiliter les malades ambulatoires, en liaison avec les hôpitaux militaires et les centres de stomatologie. Les appareils dentaires sont gratuits pour les soldats et les sous-officiers. C'est officiellement en octobre 1918 que le corps d'officiers dentistes est définitivement mis en place sans limitation de durée.

- Organisation des services dentaires militaires dans les régions

Au front, on retrouve les voitures de stomatologie et des cabinets dentaires de fortune installés par les dentistes soldats pour soigner les urgences douloureuses de leurs camarades. Dans les régions, les services dentaires sont divisés en trois parties : d'abord le service de chirurgie et de prothèse maxillo-faciale, puis les centres dentaires de garnison, et enfin les centres d'édentés. Ces deux derniers centres travaillent en étroite collaboration mais restent distincts.

- Le service de chirurgie et de prothèse maxillo-faciale

Il est dirigé par un chirurgien chef de service aidé par des médecins stomatologistes. Ce service est spécialisé dans la reconstruction et dans la réhabilitation des soldats victimes de délabrement des maxillaires. Les édentés ne doivent pas rester dans ce service (Godart 1916).

- Les centres dentaires de garnison

Ce centre est commandé par un médecin stomatologiste et un nombre variable de chirurgiens-dentistes. Les missions sont : soulager les maux de dents des soldats, maintenir le taux des effectifs, réintégrer dans les rangs les hommes qui ne peuvent pas ingérer leur ration d'entretien à cause de leur état buccodentaire, et enfin donner les règles d'hygiène. On y effectue le nettoyage des dents, les obturations simples des caries non perforantes des 1er et 2e degrés (les caries perforantes 3e et 4e degrés seront pansées si douloureuses et obturées si le service a le temps nécessaire), les extractions et les empreintes pour des appareils dentaires (Godart 1916).

Pour les patients qui doivent bénéficier d'une réhabilitation prothétique (patient édenté ou nécessitant de nombreuses avulsions), une empreinte au plâtre des arcades dentaires à la première visite sera réalisée avant tout acte. Les modèles coulés complétés par une demande de réhabilitation prothétique contenant le schéma buccodentaire (numéro des dents à avulser et à remplacer) seront envoyés au directeur du Service de Santé de la région qui transmettra sa décision au dentiste militaire chef de service du cabinet de garnison. Si la réponse est positive, les extractions doivent se faire sous 8 à 10 jours, la date de fin doit être communiquée au chef du centre d'édentés pour prévoir la date approximative d'appareillage. Au contraire si la réponse est négative, seules les dents cariées, abcédées, douloureuses, et quelques racines seront extraites.

Tous les actes effectués dans le cabinet dentaire de garnison sont notés quotidiennement dans un livre-journal par le chef de service. Il y figure également les fiches schématiques, les opérations à effectuer et les soins déjà réalisés. Les prothèses dentaires sont gratuites pour les officiers qui reviennent du front et dont les dents ont subi des traumatismes, atteintes, fatigues et mauvais soins dentaires pendant la guerre. Si le mauvais état buccodentaire est présent avant de partir au front, donc non lié à des faits de guerre, la prothèse est envisageable mais à titre remboursable au centre de prothèse dentaire de la région (Godart 1916). Aucune prothèse de « luxe » ne sera faite, comme par exemple les pivots, couronnes, etc.

- Les centres d'édentés

Il en existe un seul par région. Un médecin stomatologiste est le chef du centre, assisté par un nombre variable de dentistes militaires (environ 4 à 5), et un nombre plus important de mécaniciens-dentistes (environ 15 à 20). Les patients n'étant pas hospitalisés, on y retrouve un espace dédié à l'examen des soldats et un laboratoire pour la confection des prothèses.

L'appareillage est envisagé quand l'homme a moins de 45 ans et qu'il permet sa ré-aptitude. On estime que le combattant a besoin d'une réhabilitation s'il a moins de 5 dents antagonistes et que le poids corporel est insuffisant. La prothèse peut être éventuellement prévue pour les plus de 45 ans seulement si leur malnutrition est due à leur état buccodentaire (Godart 1916).

Les guerriers inaptes pour insuffisance masticatoire vont subir des traitements préparatoires à la fabrication des prothèses au cabinet de garnison (empreintes, extractions…), puis pendant les 20 jours de cicatrisation (si peu d'extractions) ou un mois et demi (nombreuses extractions), les hommes travaillent dans les usines de la défense nationale ou sont en permission agricole. Par la suite, ils retournent dans les centres d'édentés pour être appareillés le plus vite possible et retourner sur le champ de bataille.

En totalité, on ne dénombre pas moins de 2 000 à 2 500 personnels engagés dans les services dentaires. Environ 230 000 soldats seront soignés et renvoyés au front, des dizaines de milliers de blessés maxillo-faciaux seront traités, 220 000 édentés appareillés et 350 000 prothèses livrées (Villain 1917).

2. LE SITE ARCHÉOLOGIQUE

2.1 Interventions archéologiques

2.1.1 Découverte du site

En 2016, M. Benoit Duchet propriétaire d'un terrain au sud du cimetière communal de Spincourt (commune située au nord de la Meuse), décide de le mettre en vente en plusieurs parcelles constructibles. Un dossier d'aménagement est déposé et l'Institut National de recherches archéologiques préventives (INRAP) est contacté par le Service Régional de l'archéologie de Lorraine pour évaluer le potentiel archéologique.

Mme Enora Billaudeau, archéologue INRAP, réalise à l'aide d'une pelle mécanique la première opération d'étude de terrain en janvier 2017. Elle creuse des tranchées de sondage diagnostique : environ une douzaine de mètres de longueur, 2m à 2m20 de large, pour une profondeur variable en fonction de la composition du terrain.

Ces tranchées laissent apparaître des vestiges archéologiques ou le terrain naturel si aucun vestige n'est présent. Elles sont séparées de 10m et réalisées en quinconce afin de couvrir le maximum de terrain possible. Cette méthode permet d'observer 10% du sous-sol.

Cette première étape a mis en évidence d'éventuelles sépultures. L'archéo-anthropologue Frédéric Adam procède à la fouille et l'échantillonnage ; le terrain est alors défini comme un ancien cimetière militaire contenant encore plusieurs ossements humains et du matériel datant de la 1re Guerre mondiale.

Après l'opération de diagnostic, une étude post-fouille est réalisée sur les restes humains et le mobilier. Des recherches sont également faites dans les archives militaires de l'ONAC (Office National des Anciens Combattants et victimes de guerre).

Ce rapport est ensuite déposé au Service Régional de l'archéologie de Metz qui décide de fouiller l'intégralité du site selon un protocole bien précis.

Le but est de :

- comprendre la gestion des morts de masse à la fin de la Grande Guerre,
- de caractériser le travail et les techniques des fossoyeurs,
- d'étudier les gestes funéraires,
- d'analyser les restes osseux et les objets.

2.1.2 Fouille archéologique préventive : 2017-2018

Du 6 novembre 2017 au 15 décembre 2017, toute la surface du terrain est décapée par des pelles mécaniques : toutes les structures qui apparaissent sont soulignées à la peinture pour effectuer une couverture photogrammétrique générale. Malgré des conditions climatiques difficiles, 400 sépultures sont fouillées. Des recherches auprès de l'ONAC de Metz ont permis de mettre en évidence la présence d'un ancien cimetière de regroupement provisoire français mis en place à la fin de la Première Guerre mondiale.

Au sortir de cette fouille, les archéologues aperçoivent des anomalies de terrain sous les sépultures au nord du site. Après plusieurs sondages successifs, ils mettent en évidence de plus anciennes sépultures, un mètre sous le niveau de fouille préventive.

Ces tombes, oubliées, sont perpendiculaires à celles des Français de 1919. Cette découverte entraine de nouvelles recherches auprès de l'ONAC, qui révèle l'existence de l'ancien cimetière allemand actif pendant l'occupation. À la fin de la fouille préventive, on dénombre 617 tombes pour 864 sujets.

2.1.3 Fouille archéologique programmée : octobre 2018

Pour des raisons administratives, une seconde prescription de fouille préventive sur le même terrain n'est pas possible. Afin d'étudier ces nouvelles tombes, une demande de fouille archéologique programmée est déposée pour l'automne 2018.

M. Michel Signoli, directeur de recherche au CNRS, anthropologue-légiste et directeur de l'UMR 7268 ADES de l'Université d'Aix-Marseille, est chargé de la responsabilité administrative.

Du 3 au 11 octobre 2018, la fouille programmée permet la découverte de 45 cercueils dont :

- 30 sont pleins,
- 5 avec seulement quelques os isolés,
- 10 totalement vides.

Les cercueils orientés est-ouest sont disposés en deux doubles rangées, séparées par une allée de circulation centrale.

2.2 Bataille de Spincourt

Spincourt, à quelques kilomètres seulement de la frontière allemande, est le lieu de quelques combats sporadiques dès que l'ordre de mobilisation générale est donné.

Début août, le journal Officiel de la République française annonce déjà les premiers soldats morts au combat (République française 1919). La bataille de Spincourt se déroule le 24 et 25 août 1914, à l'est de la voie ferrée qui longe le village. Après de nombreuses pertes françaises, les Allemands victorieux s'emparent de la commune.

Les blessés français seront déportés en Allemagne en tant que prisonniers de guerre pendant plusieurs années. Les morts et les blessés qui ne survivent pas à leurs blessures vont être inhumés par les Allemands dans leur propre cimetière militaire à proximité du cimetière communal. Ce fut le cas pour le lieutenant Beynet du 324e Régime d'Infanterie, « *décédé des suites de ses blessures* » le 24 août 1914 (République Française 1919).

Subissant la pleine chaleur d'août, les corps des soldats ont été rapidement inhumés (risque de décomposition accrue), directement sur leur lieu de décès, sur le champ de bataille et les champs de blé, sur les chemins et le long de la voie ferrée. Certains vont l'être dans le parc du Château de Spincourt. D'autres, oubliés, vont être retrouvés plusieurs semaines voire plusieurs mois plus tard parmi les broussailles, ils seront enterrés dans le cimetière militaire allemand de Spincourt.

Le service des sépultures de guerre de l'ONAC de Metz a pu se procurer un exemplaire numérisé du registre du cimetière militaire allemand à l'INRAP. Sur ce document, on peut y observer le plan de Spincourt avec la localisation du cimetière militaire et des tombes isolées.

Le cimetière restera actif durant toute la guerre par les occupants allemands. Le registre du cimetière allemand fait mention de 191 soldats :

- 158 Allemands,
- 29 Français,
- un Belge,
- un Russe,
- et deux Italiens.

Sur les 29 Français, 25 sont notés sur les premières lignes du registre, sans date d'inhumation. Puis il y a la trace du premier soldat allemand inhumé le 14 juin 1915 (sépulture 46). En toute logique, les soldats ont été enterrés et notés sur le registre par ordre chronologique. L'hypothèse la plus probable reste que les premiers soldats inhumés dans ce cimetière sont les Français qui ont été récupérés lors du nettoyage du champ de bataille après le conflit de fin août 1914.

S'agissant de soldats ennemis, l'absence de date d'inhumation peut s'expliquer par le fait qu'il n'y a pas eu de recherche de la famille du défunt.

Les quatre soldats inconnus français restants ont été retrouvés sans date d'inhumation dans la même sépulture (n°45), avant celle de l'allemand inhumé le 14 juin 1915.

Il faut alors se demander si ces Français n'ont pas été enterrés en 1915. En effet, il est possible que certains soldats blessés soient décédés lors de leur transfert ou à l'hôpital. C'est le cas d'un soldat ayant subi une amputation de son bras gauche peu avant son décès (le bras gauche amputé a été retrouvé à côté de sa dépouille).

2.3 L'après-guerre

À la fin du conflit, Spincourt a été réoccupée par ses habitants et également par l'armée française qui installa un cimetière de regroupement provisoire pour recevoir les corps des Français et des alliés, répartis dans un rayon de 20km autour de la commune. Ce cimetière de regroupement provisoire sera situé au sud du cimetière communal et partiellement sur l'ancien cimetière militaire allemand. De ce fait, en 1919 les anciennes sépultures du cimetière allemand vont être déplacées vers Pierrepont (54) à quelques kilomètres seulement de Spincourt. Le cimetière provisoire français sera actif à partir du 5 décembre 1919 (date du premier transfert) jusqu'au 20 août 1923. Il sera composé de 617 tombes pour 864 soldats inhumés. On retrouvera parmi les Français : deux Américains, quatre Russes et deux Italiens.

Officiellement, à la fin de l'année 1924 les parcelles initialement occupées par les cimetières allemands et français sont vides de sépultures, toutes transférées à la nécropole de Pierrepont. Le terrain occupé par l'ancien cimetière français va devenir une zone de décharge par les habitants qui jettent le matériel et les détritus laissés par l'armée allemande. Par la suite, les terrains redeviendront agricoles (Figure 1).

Bien plus tard, le terrain occupé par l'ancien cimetière allemand sera racheté par un vétérinaire qui y établira ses locaux et construira des nouveaux bâtiments.

Grâce aux recherches auprès de l'ONAC et des découvertes effectuées sur le site, nous savons aujourd'hui que le transfert des tombes ne s'est pas fait comme prévu. En effet, l'équipe de Frédéric Adam a mis en évidence 30 cercueils occupés en dessous du niveau de fouille préventive, correspondant à l'ancien cimetière allemand.

Les 30 cercueils pleins non transférés en 1919 correspondent (à un cercueil près) au nombre de soldats français dans le registre officiel du cimetière allemand. L'étude des uniformes a confirmé que ces soldats étaient bien français.

Cela signifie qu'en 1919 les autorités françaises ont jugé inutile de déterrer les soldats français de l'ancien cimetière allemand pour les inhumer à nouveau un mètre plus haut dans la même parcelle. Par la suite, ils ont été oubliés en 1924 quand la totalité du cimetière provisoire a été transféré à Pierrepont (officiellement).

Tous les soldats laissés en 1924 sont étudiés à l'INRAP de Metz et à l'UMR 7268 de l'Université Aix-Marseille.

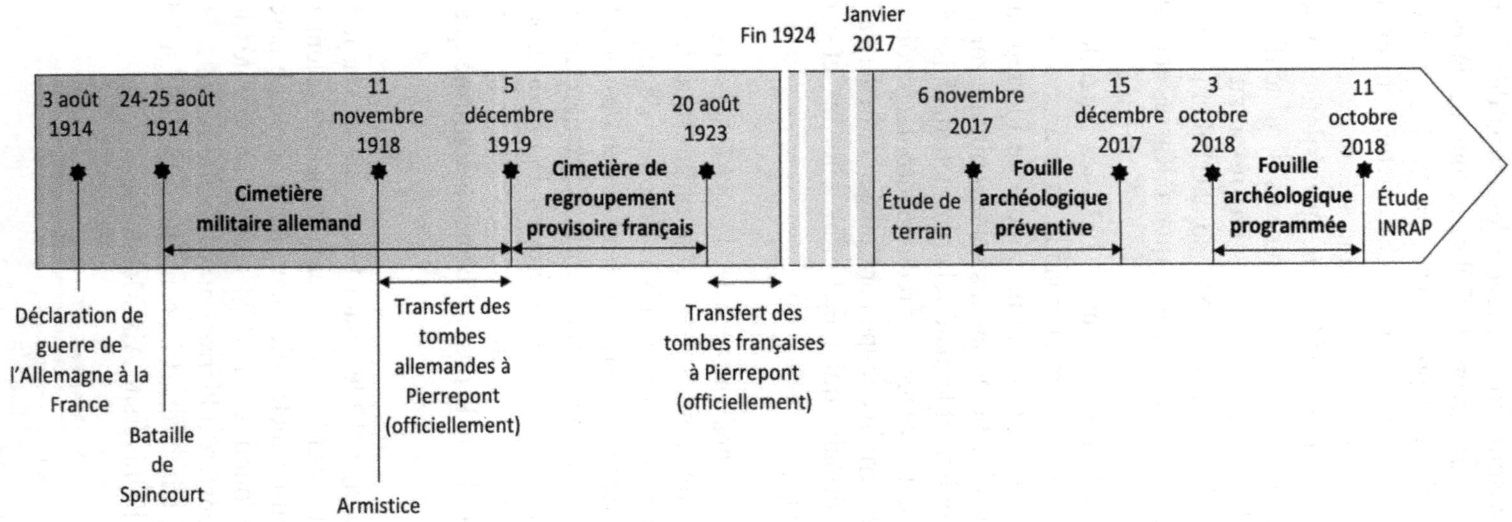

Figure 1 : frise chronologique sur l'évolution du terrain militaire à Spincourt, du début de la Première Guerre mondiale à nos jours (source : donnée personnelle, 2020)

2.4 Protocole de fouille

2.4.1 Échantillonnage

Le matériel étudié provient de l'ancien cimetière militaire allemand de Spincourt. Il est issu de la fouille archéologique programmée qui s'est déroulée du 3 au 11 octobre 2018 au nord du site. On y dénombre 45 cercueils dont 30 pleins, cinq avec quelques os isolés et dix vides. Les ossements ont été enterrés entre 1914 et 1915, récupérés sur le champ de bataille quelques semaines voire quelques mois plus tard. Ceux-ci ont pu subir des dégradations provenant du conflit en lui-même, de la météorologie, des fossoyeurs, du temps, voire des recherches archéologiques. Après la fouille, les ossements sont classés dans des sachets hermétiques par corps et par sépulture. Cette étape est l'échantillonnage.

2.4.2 Nettoyage

Le but du nettoyage est de rendre visible la surface osseuse et dentaire, permettre l'assemblage des pièces osseuses, et d'un point de vue plus personnel rendre hommage à nos morts en les rendant « propres ». Le nettoyage se doit d'être très précis. À cette fin, il est utilisé de l'eau tiède pour dissoudre la boue et les salissures, associée à une brosse à dents et des petits pinceaux que l'on frotte délicatement pour éviter de casser les parois osseuses fragiles. L'opérateur est muni d'un tablier et d'une paire de gants (Figure 2).

2.4.3 Séchage et reconstitution

Les fragments osseux ainsi nettoyés et mouillés vont être mis à sécher sur des plaques perforées à température ambiante durant plusieurs jours (Figure 3). Une fois les os propres et secs, du ruban adhésif est utilisé pour maintenir les pièces osseuses ensemble : les crânes et les mandibules reprennent forme. Les matériaux osseux et dentaires sont prêts pour l'étude.

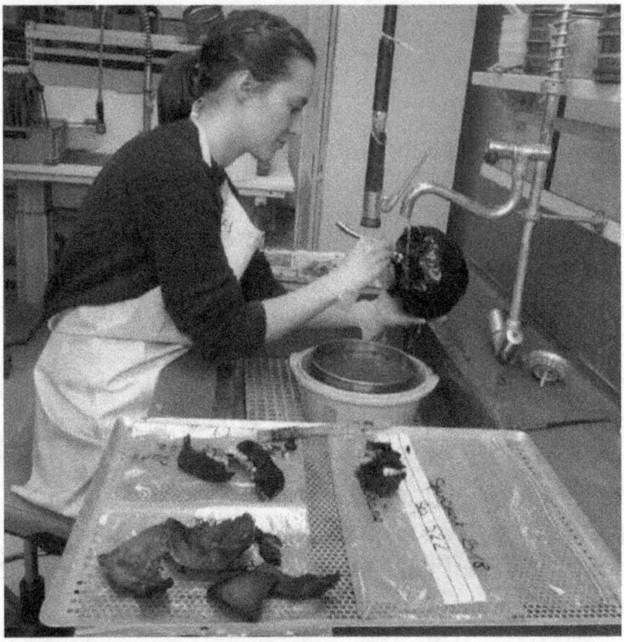

Figure 2 : étape de nettoyage des ossements (source : donnée personnelle, 2019)

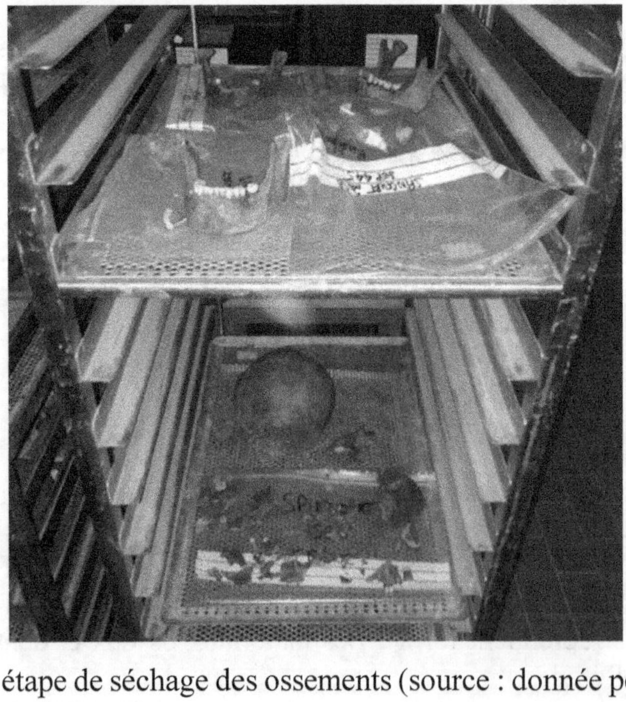

Figure 3 : étape de séchage des ossements (source : donnée personnelle, 2019)

2.5 Quand l'analyse de l'ADN permet l'identification d'un corps

Tous les vestiges archéologiques (humains et mobiliers) sont étudiés à l'INRAP de Metz à l'exception du soldat de la sépulture 501. Ce dernier a subi un séquençage ADN au laboratoire de l'UMR 7268 ADES dirigé par Michel Signoli à Marseille. Il a été prouvé qu'il s'agit du soldat porté disparu en août 1914 lors de la bataille de Spincourt : Charles Lavocat.

Charles Lavocat, un cultivateur âgé de plus de 30 ans, était marié et père de famille. Appelé par l'armée française, il participa à la bataille de Spincourt où il fut porté disparu le 24 août 1914. Malgré de nombreuses recherches par sa femme Clothilde ainsi que son fils Marcel, il n'a jamais été retrouvé.

Il a été décoré de la médaille militaire à titre posthume, ainsi que de la croix de guerre avec l'étoile de bronze.

Après la médiatisation de la fouille à Spincourt sur les anciens combattants, Daniel, un des fils de Marcel, se renseigna pour savoir si son grand-père n'était pas dans les dépouilles. Le 28 juin 2019, la famille Lavocat a reçu un appel de l'archéo-anthropologue Frédéric Adam. En effet, les recherches avaient permis de trouver un squelette entier avec une plaque militaire d'identité à son nom. Ce soldat avait un impact de balle dans le crâne, et était enterré avec sa baïonnette et sa plaque militaire.

Des expertises ADN ayant eu lieu sur les petits-enfants de Charles Lavocat (Gilbert l'aîné, Denis et Daniel le cadet), il a été démontré que cette dépouille était bien celle du soldat disparu.

Après 105 ans d'attente, leur grand-père sera inhumé dans la nécropole de Pierrepont selon les souhaits de la famille, « *On préfère le laisser avec ses camarades, ses compagnons d'armes* » disait Annie Lavocat, l'épouse de Denis.

3. MATÉRIEL ET MÉTHODE

3.1 État buccodentaire

Pour étudier l'état buccodentaire, sont inclus dans l'échantillon tous les sujets ayant des dents restantes. On dénombre un ou plusieurs ossements d'origine différente par sépulture. L'échantillon se compose de 28 sépultures pour 33 sujets.

Toutes les données ont été analysées par un observateur odontologiste unique, à plusieurs reprises, avec un délai de quelques jours entre deux mesures. Les observations sont faites macroscopiquement, à l'aide d'une sonde dentaire droite et d'un négatoscope si besoin. Un examen radiologique a été réalisé pour compléter l'examen clinique. Les radiographies panoramiques étant trop compliquées à mettre en place (pas de support pour maintenir les bases osseuses trop abîmées, notamment pour les maxillaires), nous avons choisi d'effectuer un cliché rétro-alvéolaire de chaque dent dans son alvéole.

Afin que les clichés soient reproductibles, nous avons réalisé une encoche dans un bloc de polystyrène pour y insérer le film radiographique (angulateur non utilisable). De cette manière, le film reste toujours dans la même position, immobile, derrière la base osseuse, et enfin le tube radiographique accolé à celle-ci (Figure 4). Si aucune base osseuse n'était présente, nous prenions un cliché de la dent en l'allongeant directement sur le film radiographique (maintenue par un peu de pâte fixante).

La radiographie rétro-alvéolaire permet d'apprécier les pathologies dentaires ainsi que les anomalies osseuses.

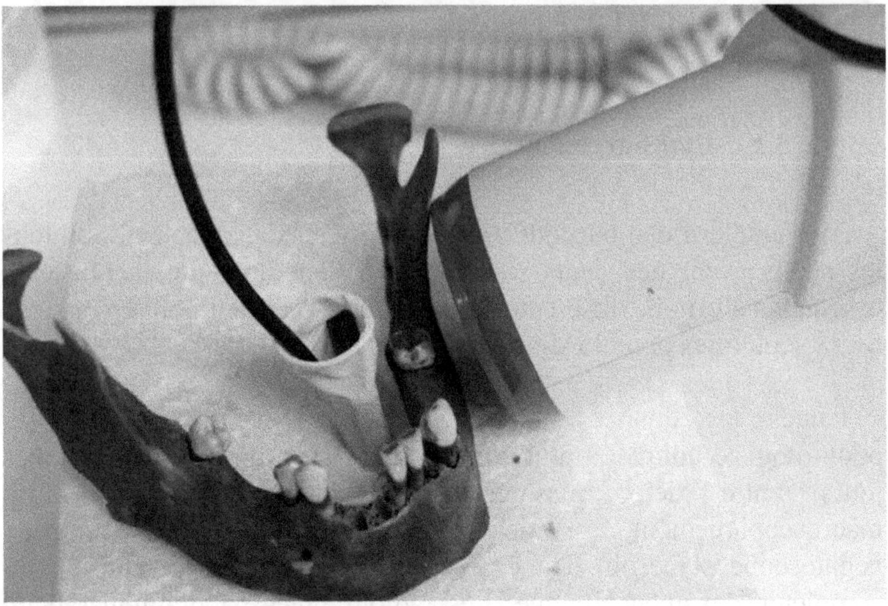

Figure 4 : photographie de la mise en place du système radiographique (source : donnée personnelle, 2019)

3.1.1 La pseudo-pathologie

Durant plus de 100 ans, les échantillons osseux et dentaires sont restés à un mètre sous terre. Leur environnement, tel que la composition du sol, les bombes, l'utilisation de produits chimiques et le temps sont responsables de diverses dégradations.

- Les fractures osseuses *post-mortem*

Les cassures sont très fréquentes. Elles apparaissent généralement après le décès lorsque les différentes pièces osseuses retrouvées s'assemblent parfaitement (Figure 5). Si une pièce est manquante, il faut s'assurer de l'absence de remaniement osseux. Cela signifie qu'aucun système de cicatrisation ne s'est déclenché *in vivo*.

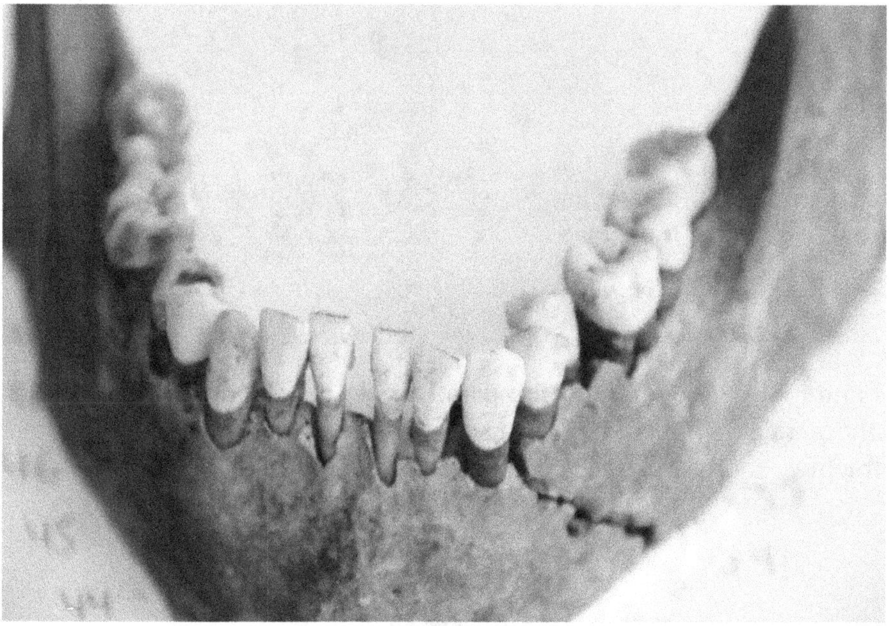
Figure 5 : photographie de la fracture mandibulaire *post-mortem,* sépulture 518 tiers ouest (source : donnée personnelle, 2019)

- Les fêlures et fractures dentaires *post-mortem*

À la mort, tous les processus physiologiques cessent. La dent, normalement vivante et hydratée, se meurt et se dessèche peu à peu. Celle-ci devient très sensible aux chocs (mécanique et thermique) et se fracture facilement.

Les fractures *post-mortem* sont aisément détectées : ce sont généralement des fractures coronaires nettes, avec parfois séparation de l'émail et de la dentine (Figure 6).

La radiographie rétro-alvéolaire permet de détecter les fêlures de déshydratation *post-mortem* (Figure 7). Cependant, leur nombre est sous-estimé, la visibilité de la fêlure dépendant de l'angulation du faisceau de rayons X.

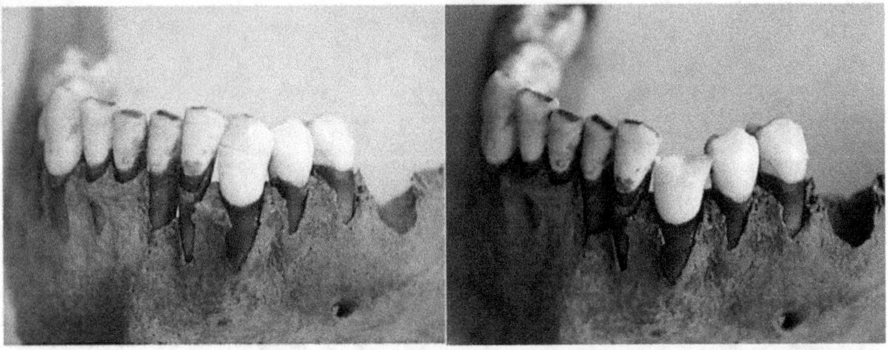

Figure 6 : photographies comparatives de la fracture coronaire *post-mortem* de 33 appartenant à la sépulture 526, avec et sans le fragment fracturé (source : données personnelles, 2019)

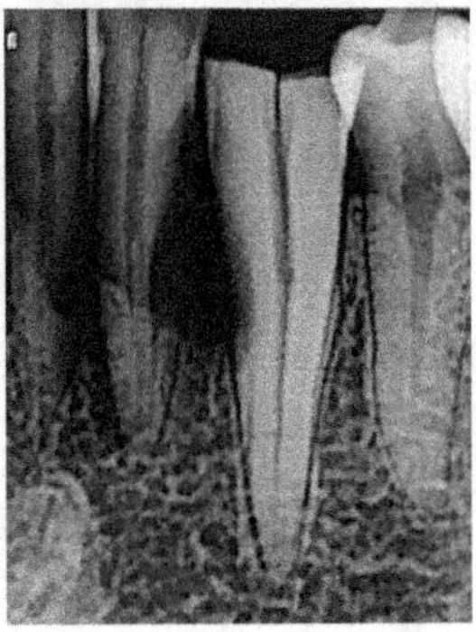

Figure 7 : radiographie rétro-alvéolaire de la fracture coronaire et de la fêlure de déshydratation *post-mortem* dans le prolongement du grand axe de 33, sépulture 526 (source : donnée personnelle, 2019)

- Les colorations

Les colorations survenues avant le décès nous informent des habitudes de vie de l'individu : tabac (à chiquer ou à fumer) (Figure 8), consommation de thé, consommation de café, milieu professionnel, colorations médicamenteuses, etc.

Deux types de colorations *post-mortem* sont à distinguer. Nous retrouvons :

- La coloration « intrinsèque » rose à rouge. Celle-ci est transitoire et apparait suite à un processus physiologique de dégradation peu de temps après le décès. Appelée également rosissement dentaire.
- La coloration « extrinsèque » : causée par le milieu de conservation de la dent. La couronne dentaire peut changer de teinte, ou être plutôt recouverte de dépôts pigmentés. Par exemple, la composition du terrain (calcaire, argileux), la présence de produits chimiques, d'objets métalliques, peuvent expliquer ces diverses colorations (Nossintchouk et Tavernier 1991).

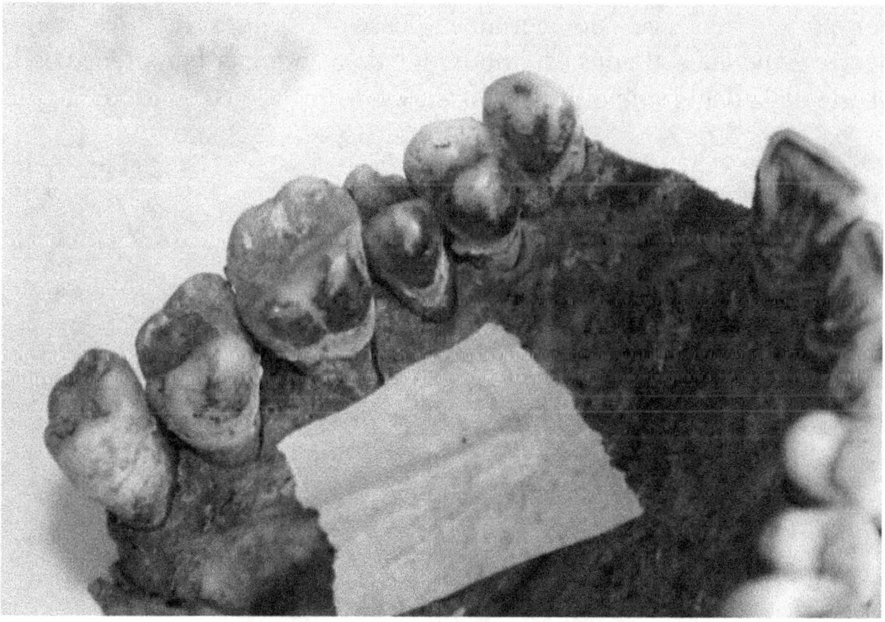

Figure 8 : photographie de colorations *ante-mortem* de type tabagique en palatin des dents de la sépulture 530 (source : donnée personnelle, 2019)

3.1.2 Topographie dentaire : les pertes *ante* et *post-mortem*

Un schéma buccodentaire de chaque sujet a été réalisé. Les dents présentes, absentes *ante-mortem* (AM) et *post-mortem* (PM) ont été relevées (Figure 9).

Les dents absentes *ante-mortem* reflètent la qualité de l'état bucco-dentaire de l'individu. Nous admettons que la perte est arrivée avant le décès lorsque l'alvéole est en cours de cicatrisation (observation d'un remaniement osseux) ou lorsque celle-ci est totalement résorbée. Aucune hypothèse sur l'étiologie de la perte ne peut être émise (agénésie, traumatisme, lésion carieuse, parodontopathie…).

La perte *post-mortem* est un indicateur sur la conservation du matériel osseux au cours du temps. La levée du corps après le combat, l'enterrement, ou la fouille en elle-même ont pu causer cette disparition.

Nous ajoutons à ceci la notion de perte indéterminée (perte I). En effet, en absence de certaines bases osseuses et des dents correspondantes, il nous est impossible de déterminer la présence ou la perte de la dent (*ante* ou *post-mortem*).

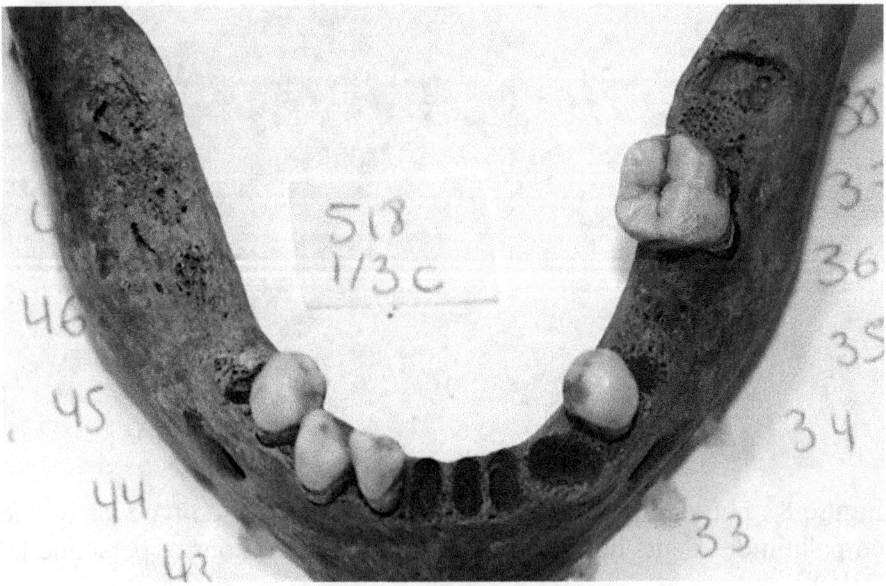

Figure 9 : photographie de la mandibule de la sépulture 518 tiers centre, objectivant les pertes *ante-mortem* de 36, 38, 46, 47, 48 (remaniement osseux) et perte *post-mortem* de 31, 32, 33, 35, 41, 45 (alvéoles ouvertes) (source : donnée personnelle, 2019)

3.1.3 Les lésions carieuses

La lésion carieuse est définie par l'Organisation mondiale de la santé (OMS) comme étant « *un processus pathologique localisé, d'origine externe, apparaissant après l'éruption, qui s'accompagne d'un ramollissement des tissus durs et évoluant vers la formation d'une cavité* » (Carlos et al. 1972). Ces lésions carieuses ont été détectées à l'aide d'une sonde droite à l'œil nu. Les résultats ont été affinés via l'examen radiologique rétro-alvéolaire de chaque dent. Pour le calcul des pourcentages des dents cariées (5.1.3), si une même dent présente plusieurs lésions carieuses, seule la lésion carieuse la plus étendue est comptabilisée. La perte de substance a été classifiée comme suit (Tableau 1) :

Tableau 1 : classification des lésions carieuses (données personnelles, 2020).

Degré de perte de substance	Signes cliniques
0	Pas de lésion carieuse
1	Lésion carieuse amélaire, déminéralisation de la dentine
2	Lésion carieuse dentinaire sans exposition pulpaire
3	Lésion carieuse dentinaire avec exposition pulpaire
4	Lésion carieuse étendue entrainant la destruction coronaire

3.1.4 L'usure

Le terme d'« usure dentaire » regroupe les phénomènes d'attrition, d'érosion, d'abrasion et d'abfraction.

L'attrition est définie comme « l'usure due aux contacts dento-dentaires sans interposition alimentaire » (Kaidonis 2008).

L'abrasion, quant à elle, résulte de la friction d'un matériau exogène contre les surfaces dentaires (tel que l'alimentation, la brosse à dents, la pipe, etc.). La perte superficielle des tissus durs de la dent par un processus chimique d'origine non bactérienne est appelée érosion (Kaidonis 2008).

L'abfraction est l'usure causée par des stress occlusaux et entrainant la déminéralisation de la zone cervicale au niveau de la jonction amélo-cémentaire.

L'âge, le sexe, la composition de l'émail, le degré de minéralisation, l'occlusion et l'édentement sont des facteurs influençant l'importance de l'usure (Ravello 2011).

L'absence de surface occlusale (lésion carieuse volumineuse ou fracture coronaire) rend impossible la quantification de l'usure. Dans ce cas, nous classons l'usure comme indéterminée.

Dans notre étude, la classification de Broca a été choisie pour quantifier l'usure selon le groupe de dents (incisives, canines, prémolaires, molaires) (Tableau 2, exemple Figure 10) :

Tableau 2 : classification de l'usure selon Broca (source : donnée personnelle, 2020)

Degré d'usure	Signes cliniques
Indéterminé	Absence de surface occlusale
0	Absence d'usure
1	Usure amélaire uniquement
2	Usure partielle de l'émail et de la dentine
3	Usure totale de l'émail : la face masticatrice est uniquement dentinaire
4	Usure exposant la cavité pulpaire

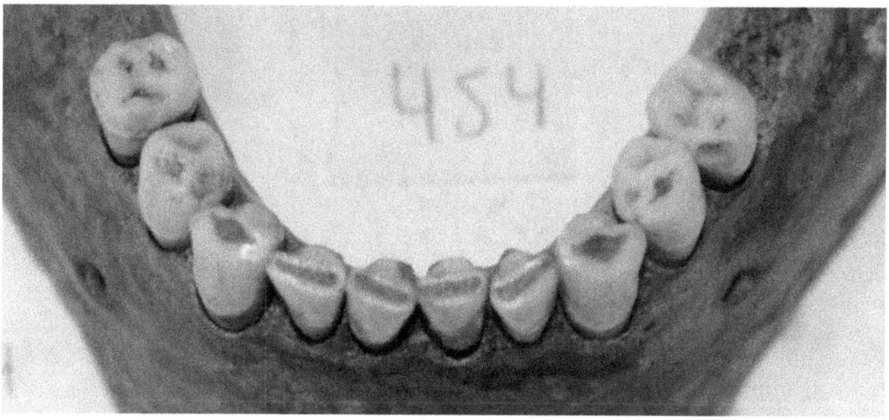

Figure 10 : photographie objectivant l'usure stade 1 de 35 et 44, stade 2 de 34, 33, 43 et 45, stade 3 pour tout le bloc incisivo-canin (source : donnée personnelle, 2019)

3.1.5 Les lésions péri-apicales

Les lésions péri-radiculaires d'origine endodontique (ou encore LIPOE) résultent d'un processus inflammatoire localisé dans le parodonte péri-radiculaire en réponse à une agression d'origine endodontique. L'étiologie peut être d'origine bactérienne (lésion carieuse), traumatique, ou encore chimique, et entraine la nécrose du contenu pulpaire (Peters et Lau 2003). La fenestration osseuse (perte de la corticale, Figure 11) ainsi qu'une image radio-claire à la radiographie permettent de confirmer le diagnostic (Figure 12). Dans cette étude, nous noterons seulement la présence ou l'absence des LIPOE. Les bases osseuses, souvent détériorées et incomplètes, ne nous permettent pas de dénombrer ces lésions de façon exhaustive.

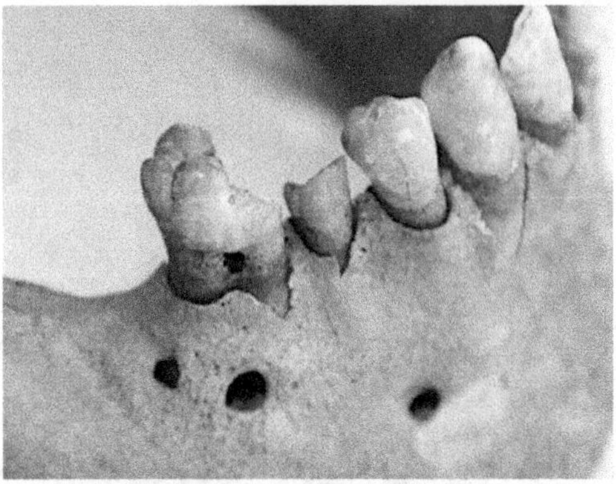

Figure 11 : photographie des fenestrations de la corticale osseuse en vestibulaire de 46 de la sépulture 511 (source : donnée personnelle, 2019)

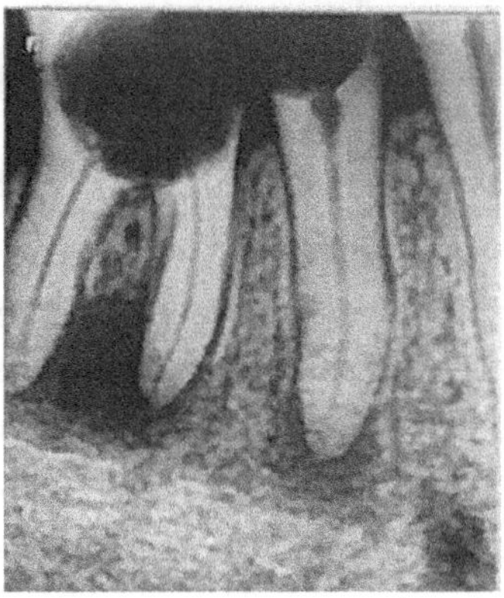

Figure 12 : radiographie rétro-alvéolaire des lésions aux apex de 46 et 45 de la sépulture 511 (source : donnée personnelle, 2019)

3.1.6 La maladie parodontale

L'alvéolyse se caractérise par la destruction des tissus osseux support des dents. Cette perte est consécutive aux parodontites ; ce sont des maladies inflammatoires chroniques des gencives et des tissus de soutien de la dent (cément, desmodonte et os alvéolaire). Les étiologies sont principalement la présence bactérienne (plaque dentaire), la composition de la microflore buccale, l'occlusion (traumatisme occlusal), le sexe, l'âge, la réponse immunitaire du sujet, le stress, les maladies systémiques (par exemple le diabète) et la consommation de tabac (Jourde 2014).

L'alvéolyse est complexe à quantifier en *post-mortem*, les rebords osseux des alvéoles étant très fins et par conséquent vite détériorés dans le temps. Lorsque cela été possible, la mesure de celle-ci a été quantifiée sur le versant vestibulaire en partant de la ligne amélo-cémentaire jusqu'au rebord osseux.

Nous avons distingué l'atteinte parodontale en 4 stades (Tableau 3) :

Tableau 3 : classification de l'atteinte parodontale (source : données personnelles, 2020)

Degré de perte alvéolaire	Signes cliniques
Indéterminé	Absence des pièces osseuses
0	Mesure inférieure à 2 mm
1	Les deux tiers de la racine sont recouverts d'os
2	La moitié de la racine est recouverte d'os
3	Le tiers de la racine est recouvert d'os

L'alvéolyse est mesurée pour chaque groupe de dents : incisives, canines, prémolaires et molaires, en différenciant le maxillaire et la mandibule.

3.1.7 Le tartre

Le tartre est une calcification des dépôts existants (plaque dentaire) sur les dents et les structures solides de la cavité buccale.

Il se décompose comme suit :

- le tartre sus-gingival ou tartre salivaire. De couleur jaune pâle, il est généralement mou et friable. Il se colore facilement par le tabac, le thé, le café, le sang, etc.,
- le tartre sous-gingival ou tartre sérique est beaucoup plus résistant. De couleur brun foncé, c'est le principal responsable des parodontolyses.

Pour le relevé des résultats, aucune différence n'est faite entre le tartre salivaire et le tartre sérique. Nous observerons uniquement la présence ou l'absence de celui-ci (Figure 13). Sa quantification n'est pas pertinente compte tenu de sa mauvaise conservation dans le temps. Nous différencierons sa localisation selon les différents groupes dentaires maxillaires ou mandibulaires : incisives, canines, prémolaires et molaires.

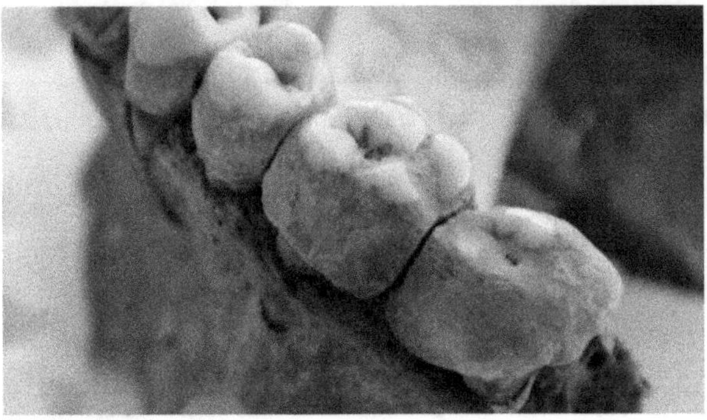

Figure 13 : photographie du dépôt tartrique présent en grande quantité sur les dents maxillaires de la sépulture 518 tiers centre (crâne A) (source : donnée personnelle, 2019)

3.1.8 Quelques observations et anomalies

- Dent surnuméraire

L'étude de l'os maxillaire de la sépulture 528 nous a permis de mettre en évidence une dent surnuméraire (Figure 14). Ce *mesiodens*, situé en palatin de l'incisive centrale gauche (21) était encore logé dans son alvéole (Figure 15).

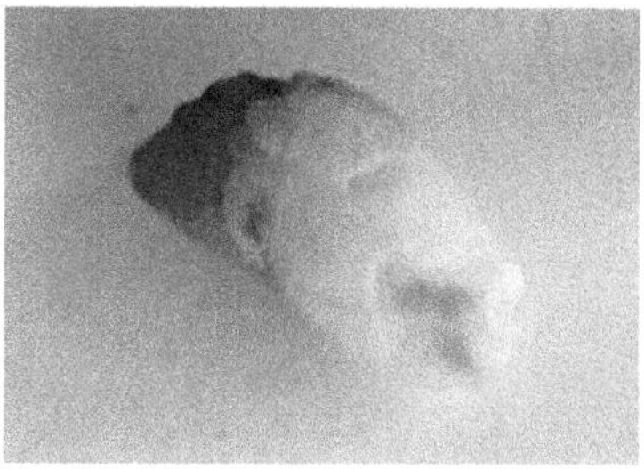

Figure 14 : photographie du *mesiodens* (dent surnuméraire) appartenant à la sépulture 528 (source : donnée personnelle, 2019)

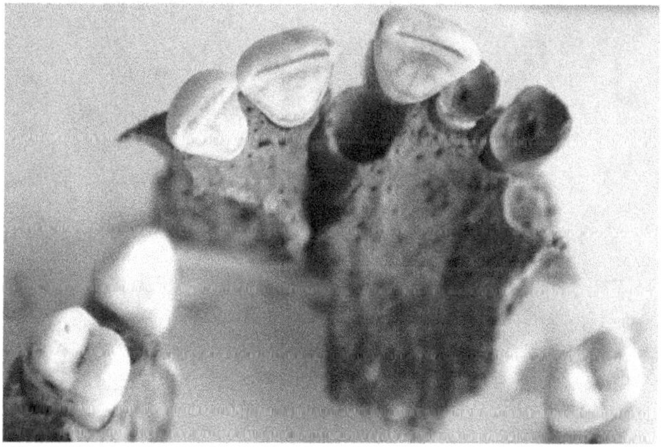

Figure 15 : photographie de l'os maxillaire appartenant à la sépulture 528 objectivant l'alvéole vide du *mesiodens* en palatin de 11 et 21 (source : donnée personnelle, 2019)

- Anomalie de forme

Nous observons également une anomalie sur la sépulture 516. En effet, la perte *post-mortem* de la première molaire maxillaire gauche (26) laisse apparaître une alvéole anormalement petite (taille d'une prémolaire, Figure 16).

Les hypothèses les plus probables sont :

- anomalie de forme de 26 : hypodontie,
- agénésie de 26 avec la présence d'une dent surnuméraire.

La première molaire controlatérale s'est distalée suite à la perte *ante-mortem* de la deuxième molaire non compensée.

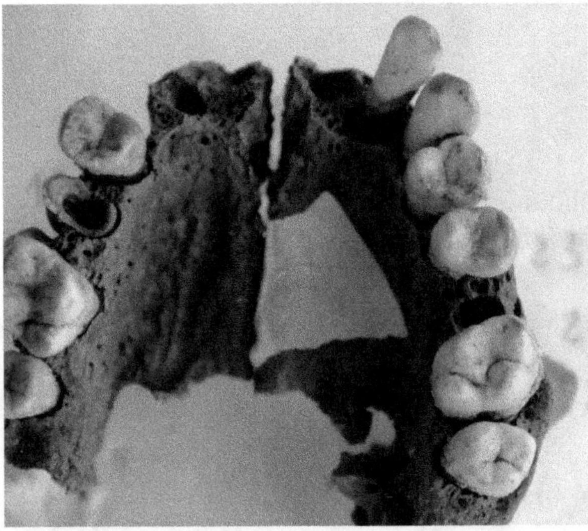

Figure 16 : photographie du maxillaire la sépulture 516 objectivant l'alvéole de petite taille à l'emplacement de la première molaire gauche (source : donnée personnelle, 2019)

- Rhizalyses

Plusieurs résorptions radiculaires (externes et internes) sont visibles à l'examen clinique et radiographique (Figures 17 et 18). Leur étiologie n'est pas déterminée.

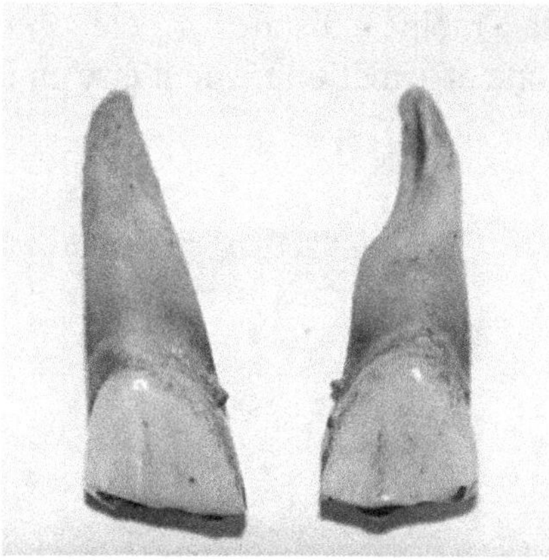

Figure 17 : résorptions radiculaires de 11 et 21 en vue palatine de la sépulture 536 (source : donnée personnelle, 2019)

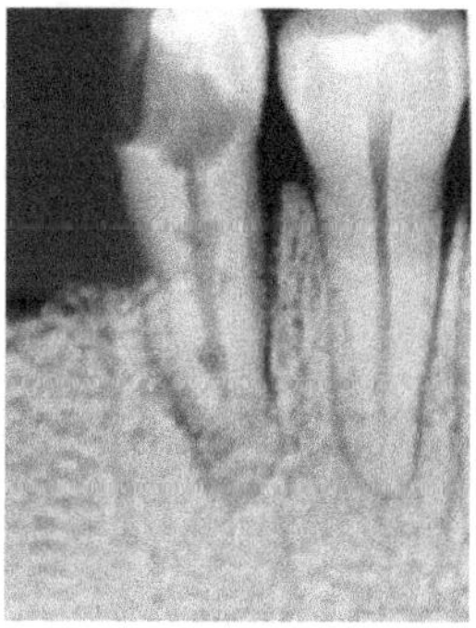

Figure 18 : radiographie rétro-alvéolaire objectivant la résorption interne de 45 appartenant à la sépulture 525 (source : donnée personnelle, 2019)

- Inclusion

À l'examen clinique, nous avons pu observer la conservation de la racine distale de la deuxième molaire droite dans son alvéole. Des racines totalement incluses dans l'os ont été découvertes fortuitement à l'examen radiologique (Figure 19). Par exemple, seuls les apex mésiaux de la première molaire mandibulaire droite de la sépulture 517 sont inclus. Il se peut qu'après une séparation des racines (lésion carieuse volumineuse...), la racine distale a été extraite ou exfoliée naturellement. Aucune affirmation ne peut être émise.

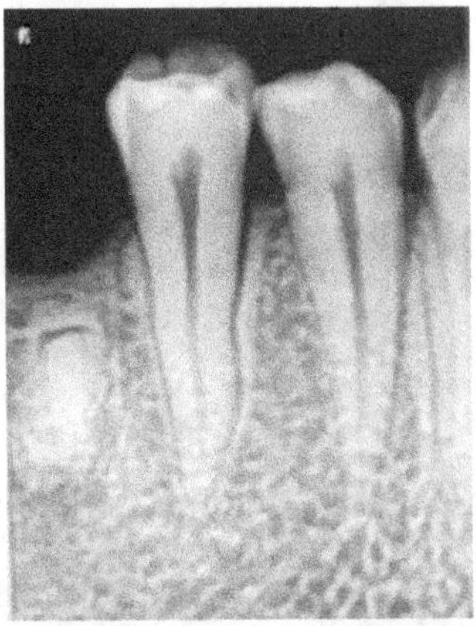

Figure 19 : radiographie rétro-alvéolaire des apex mésiaux de 46 inclus dans l'os, sépulture 517 (source : donnée personnelle, 2019)

- Anomalie osseuse

Une image osseuse en regard des apex des molaires mandibulaires droites de la sépulture 508 est apparue à l'examen radiologique. Cette zone correspond à une surcharge occlusale importante (usure des faces occlusales).

3.1.9 Soins dentaires

Nous observerons la présence de soins dentaires sur trois dents distinctes de la mandibule appartenant à la sépulture 512 (Figures 20 et 21). Pour en déterminer la composition, des analyses au microscope électronique à balayage (MEB) ont été réalisées.

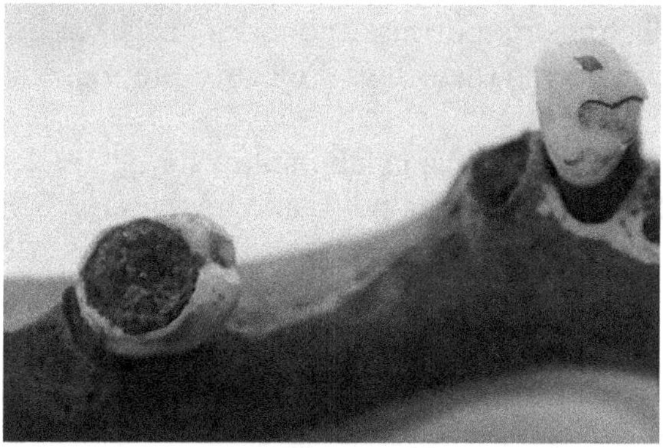

Figure 20 : photographie des soins occluso-distal de 37 et occluso-mésial de 33, sépulture 512 (source : donnée personnelle, 2019)

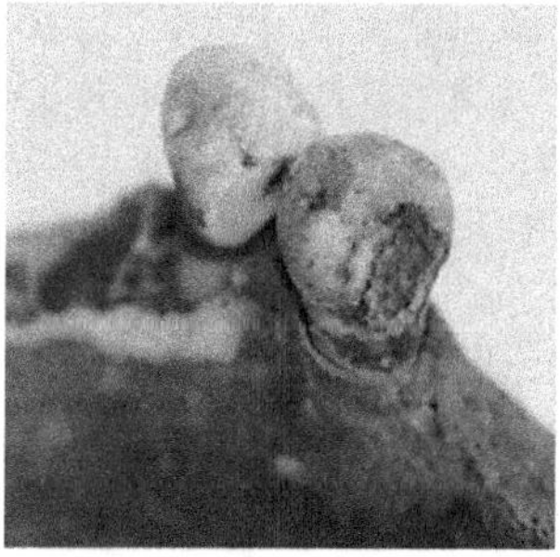

Figure 21 : photographie du soin occluso-distal de 45, sépulture 512 (source : donnée personnelle, 2019)

- Analyse des soins au MEB à l'Institut Jean Lamour

Deux MEB sont disponibles à l'Institut Jean Lamour (Université de Lorraine) : le MEB QUANTA 650 FEG ® de FEI (plus dédié aux analyses) et le MEB ZEISS® (meilleure résolution). Le principe des microscopes électroniques à balayage repose sur un faisceau d'électrons qui vient balayer la surface de l'échantillon.
Les électrons incidents entrent alors en interaction avec les atomes, ce qui provoquera l'émission :

- d'électrons secondaires permettant de visualiser des images topographiques sur un premier écran (détecteur d'électrons secondaires),

- et d'électrons rétrodiffusés pour des images de composition sur un second écran (détecteur d'électrons rétrodiffusés).

Mme Sandrine Mathieu est la laborantine du Centre de Compétences en Microscopies, Microsondes et Métallographies (CC3M) qui a réalisé les analyses. Selon son expérience, le MEB QUANTA 650 FEG® de FEI est le plus pertinent pour notre étude.

Il peut s'utiliser en haut vide (si l'objet est conducteur) ou en vide dégradé (le faisceau d'électrons est alors élargi ce qui induit une précision moindre).

Les caractéristiques de ce MEB sont (Institut Jean Lamour) :

- haute tension réglable de 200V à 30kV,
- grandissement jusqu'à x 200 000,
- canon à effet de champ type Schottky,
- microscope pouvant fonctionner en vide partiel : jusqu'à 400 Pa en mode LV et 4000 Pa en mode ESEM,
- détecteurs classiques SE et BSE en mode de vide normal + détecteurs spéciaux SE et BSE pour les modes LV et ESEM,
- détecteur STEM qui permet de réaliser des images en transmission sur des lames minces,
- détecteur haute température.

- Première étape : fabrication des échantillons

Les dents n°33, 36 et 45 vont être allongées sur du ruban adhésif double face de carbone. Pour l'analyse sous MEB, on oriente les dents afin que la surface du soin à étudier soit la plus horizontale possible (plus grande précision des résultats).

- Deuxième étape : la métallisation

Ce procédé permet d'augmenter la conductivité de l'objet pour avoir des résultats plus précis. L'idéal est de recouvrir les échantillons d'une couche d'or (métal le plus conducteur) ou bien de carbone. Mme

Mathieu explique que le carbone est plus indiqué pour l'analyse minéralogique. En effet celui-ci reste « transparent » aux rayons X et ne fausse pas les résultats, tandis que l'or laisserait des traces sur les analyses.

Après avoir placé une tresse de carbone et déposé les échantillons dans la cuve ; on enclenche le processus de métallisation qui se déroule en plusieurs étapes :

- création du vide primaire (pompage de l'air en primaire),
- puis création du vide secondaire (pompage de l'air en secondaire),
- une fois le vide secondaire atteint, la tresse de carbone est chauffée et le carbone se dépose sur les échantillons (c'est l'étape de métallisation qui dure de quelques secondes à quelques minutes),
- pour terminer, on « casse » le vide progressivement par palier, pour revenir à un environnement normal.

Un cycle dure entre 30 et 45 min. Créer puis casser le vide sont les étapes les plus longues. La métallisation en elle-même est très rapide. Les échantillons vont tous être métallisés une fois.

- Troisième étape : mise en place des échantillons dans le MEB et interprétation

3.2 Estimation du sexe

Principales méthodes d'estimation du sexe

3.2.1 Méthode de PENNAFORTE (1973) (Pennaforte 1973)

- Variables utilisées

Cette méthode utilise :

- la valeur de l'angle goniaque droit et gauche (inférieure à 121° pour la femme, supérieure ou égale à 121° pour l'homme),
- la hauteur d'os mandibulaire (inférieure à 30 mm pour la femme, supérieure ou égale à 30 mm pour l'homme),
- la largeur bigoniaque (inférieure à 83 mm pour la femme, supérieure ou égale à 103 mm pour l'homme),
- la largeur bicondylienne (inférieure à 105 mm pour la femme, supérieure ou égale à 125 mm pour l'homme),
- la distance épine de spix – *crista tempolaris* (inférieure ou égale à 11,5 mm chez la femme, supérieure à 11,5 mm chez l'homme),
- la différence entre les largeurs des incisives centrales et latérales maxillaires (inférieure ou égale à 2 mm chez la femme, supérieure ou égale à 2mm chez l'homme).

- Principe

Toutes les variables doivent être mesurées à l'aide des radiographies panoramiques des crânes et des mandibules. L'estimation est réalisée à partir des six critères cités précédemment (cinq critères osseux et un critère dentaire).

- Avantages

L'estimation du sexe est possible sans préparation ni altération de l'échantillon. Il suffit de mesurer directement les ossements et la radiographie panoramique.

- Inconvénients

Il faut avoir accès à un système de radiographie panoramique parfaitement calibré (système coûteux). La prise des clichés radiographiques et des critères de mesure est chronophage. Les crânes et les mandibules doivent être en parfait état : la reconstitution du matériel osseux entrainerait des biais de mesure non négligeables. Ce procédé d'estimation calcule une probabilité. Une expertise ADN est plus efficace.

3.2.2 Méthode de BEQUAIN (1985) (Association Française d'Identification Odontologique s.d)

- Variables utilisées

Selon Bequain, la mesure du diamètre mésio-distal et vestibulo-lingual au collet des dents permet l'estimation du sexe (Figure 22). Nous pouvons utiliser l'incisive centrale, l'incisive latérale ou la canine (maxillaire ou mandibulaire). Selon ses études, l'utilisation de la canine maxillaire montre des meilleurs résultats.

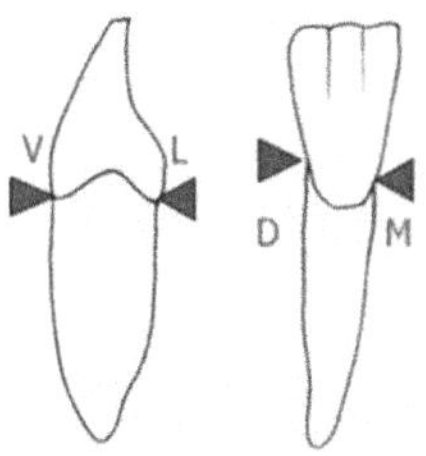

Figure 22 : schéma de la prise des mesures pour la méthode de Bequain (source : Association Française d'Identification Odontologique, s.d.)

- Principe

Bequain et Boutonnet définissent le module radiculaire, calculé à partir de la longueur radiculaire et des diamètres mésio-distaux et vestibulo-linguaux des dents. Un graphique déterminant l'erreur de probabilité par sexe et par dent est alors réalisé. Par exemple, pour les incisives centrales mandibulaires, l'erreur possible est de 44% pour le sexe féminin et de 34% pour le sexe masculin. Quant à la canine maxillaire, l'erreur possible dans le domaine féminin est calculée à 14%, 6% pour le domaine masculin.

- Avantages

Aucune dégradation de l'échantillon n'est nécessaire, un léger détartrage peut être utile. Pour un examen rigoureux, l'emploi d'un pied à coulisse électronique est recommandé. La possibilité d'utiliser ce système sur l'incisive centrale, l'incisive latérale, la canine, maxillaire ou mandibulaire est intéressante.

- Inconvénients

À l'exception des canines maxillaires et mandibulaires, les résultats obtenus en utilisant les autres dents montrent un fort pourcentage d'erreur. Ce procédé d'estimation calcule une probabilité : l'expertise ADN est plus efficace.

3.2.3 Méthode DIMODENT (1998) par Fronty, Coignet et Ingrang (Fronty et al. 1998)

- Variables utilisées

Les diamètres mésio-distaux et vestibulo-linguaux de la canine et de l'incisive latérale mandibulaires mesurés au niveau de la ligne de plus grand contour de la dent permettent l'estimation (Figure 23).

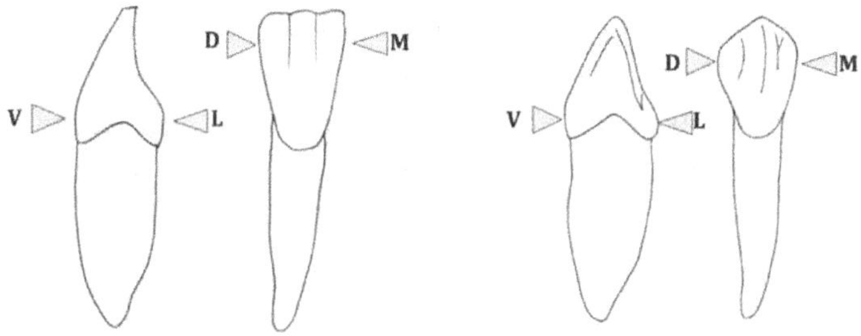

Figure 23 : schéma des variables à mesurer pour la méthode Dimodent (source : Association Française d'Identification Odontologique, s.d.)

- Principe

Il repose sur le dimorphisme sexuel entre la canine et l'incisive latérale mandibulaires.

Une équation de prédilection du sexe « P » a été formulée :

$$P = 1/(1+e^{-y})$$

Avec Y = 24,2 + (1,54 x diamètre MD de I) + (1,92 x diamètre VL de I) – (2,84 x diamètre MD de C) – (3,38 x diamètre VL de C).

Interprétation de l'équation :

- si P tend vers 100%, nous estimons qu'il s'agit probablement d'une denture féminine,
- si P tend vers 0%, nous estimons qu'il s'agit probablement d'une denture masculine,
- si P tend vers 50%, aucune estimation n'est possible.

Les études confirment la fiabilité à 80% en cas de denture féminine, mais seulement à 30% en présence d'une denture masculine.

- Avantages

Cette technique n'exige que peu de matériel dentaire (deux dents) et un pied à coulisse électronique. Celle-ci est fiable pour la denture féminine. Le matériel dentaire reste intact, un détartrage est requis si le tartre gêne la prise des mesures.

Selon les études, l'âge d'achèvement de la minéralisation des couronnes des canines et incisives latérales mandibulaires permanentes est d'environ 6 ans (Naulin-Ifi 2011). À partir de cet âge, l'application de cette méthode est envisageable contrairement aux caractéristiques osseuses qui ne permettent aucune évaluation avant la puberté (12-13 ans).

- Inconvénients

La fiabilité pour la denture masculine n'est pas satisfaisante. Cette probabilité est moins efficace qu'une expertise ADN.

3.2.4 Méthode DIMODENT MODIFIÉ (2012) par Thomas et Hasser (THOMAS s.d)

- Variables utilisées

Nous utilisons les mêmes variables que pour la méthode Dimodent de 1998.

- Principe

Thomas & Hasser ont voulu améliorer l'efficacité de la méthode Dimodent pour la denture masculine. Compte tenu de sa grande fiabilité en denture féminine, la méthode Dimodent est appliquée dans un premier temps. Le résultat est considéré comme acquis si P tend vers 100%.

Au contraire, si le résultat indique une denture masculine (pour toutes valeurs inférieures à 80%), on procédera au calcul de P' :

$$P' = 1/(1+e^{-Y'})$$

Avec Y' = 24,2 + (1,34 x diamètre MD de I) + (1,82 x diamètre VL de I) – (2,94 x diamètre MD de C) – (3,38 x diamètre VL de C).

Ces nouvelles variables permettent d'augmenter la fiabilité à 80% en denture masculine.

- Avantages

Cette méthode, récente, comporte les mêmes avantages que ceux cités dans la méthode Dimodent. De plus, la fiabilité à 80% est également obtenue pour la denture masculine.

- Inconvénients

Le calcul d'une probabilité n'équivaut pas à une expertise ADN.

3.2.5 Synthèse (Tableau 4)

Tableau 4 : tableau récapitulatif des avantages et des inconvénients des différentes méthodes d'estimation sexuelle (source : données personnelles, 2020)

Méthode	Avantages	Inconvénients
PENNAFORTE, Par Pennaforte en 1975	- Pas de dégradation - Pas de préparation - Mesures sur les os et les panoramiques dentaires	- Prise des panoramiques dentaires - Ossements parfaitement conservés - Beaucoup de mesures (six critères) - Un seul critère dentaire - Calcul d'une probabilité, moins fiable que l'ADN
BEQUAIN Par Bequain en 1985	- Pas de dégradation - Pas ou peu de préparation (détartrage) - Peu de matériel et de mesures - Réalisable sur la canine maxillaire, l'incisive centrale et latérale maxillaire et mandibulaire.	- Peu fiable (sauf pour les canines) - Calcul d'une probabilité, moins fiable que l'ADN
DIMODENT, Par Fronty, Coignet et Ingrang en 1998	- Peu de matériel et de mesures - Pas de dégradation - Pas ou peu de préparation (détartrage) - À partir de 6 ans - Fiabilité à 80% pour la denture féminine	- Peu fiable pour la denture masculine - Calcul d'une probabilité, moins fiable que l'ADN
DIMODENT MODIFIÉ, Par Hasser & Thomas en 2012	- Mêmes avantages cités que Dimodent - Fiabilité à 80% pour la denture féminine et masculine - Étude récente (moins de 10 ans)	- Calcul d'une probabilité, moins fiable que l'ADN.

3.2.6 Application de la méthode Dimodent modifiée

La technique d'estimation du sexe choisie est la Dimodent modifiée par Thomas & Hasser. Cette technique, relativement récente, nous semble être la plus pertinente pour notre étude. En effet, les variables utilisées sont uniquement dentaires, faciles à mesurer, et reproductibles. Aucune précision n'est faite quant à la position de la canine et de l'incisive latérale mandibulaires. Nous avons donc réalisé des estimations pour le même individu en fonction de la localisation des dents :

- estimation avec la canine et l'incisive latérale mandibulaires gauches (33-32),
- estimation avec la canine et l'incisive latérale mandibulaires droites (43-42).

De ce fait, nous pouvons vérifier la concordance des différentes estimations pour le même sujet. Les dents sont détartrées pour éviter les biais de mesure. Les diamètres ont été mesurés par un observateur odontologiste unique, avec un pied à coulisse électronique calibré à 0,1mm.

À l'aide d'un fichier Excel partagé par le Dr Thomas, toutes les valeurs sont rentrées dans le fichier informatique qui calcule la probabilité P et affiche le résultat : Homme, Femme ou Indéterminé (THOMAS et al. 2012). Toutes les estimations ont été réalisées deux fois, à quelques jours d'intervalle.
En cas de résultats différents, une troisième estimation est effectuée.

Cette méthode permet l'étude de 21 ossements sur les 33 sépultures. Les 12 sépultures restantes n'ont pas été analysées car :

- dans neuf cas, une ou plusieurs des dents mandibulaires nécessaires étaient absentes (perte *ante-mortem*, perte *post-mortem*, ou toute la mandibule absente),
- dans trois cas les dents étaient présentes mais non exploitables (fracture coronaire *post-mortem* empêchant la prise des mesures).

3.3 Estimation de l'âge

Principales méthodes d'estimation de l'âge.

3.3.1 Demirjian (1976) (Demirjian et Goldstein 1976)

- Variables utilisées

Demirijian et ses collègues ont développé une technique à quatre ou sept dents. Nous parlerons uniquement de celle « quatre dents », même si le principe reste identique pour la « sept dents ».

Nous devons disposer d'une de ces deux combinaisons de dents mandibulaires gauches :

- PM1 / PM2 / M1 / M2,
- ou I / PM1 / PM2 / M2.

L'emploi de la dent controlatérale est envisageable lorsque l'une d'entre elles est absente. À l'aide de radiographies (panoramiques ou rétro-alvéolaires), nous définissons le stade d'éruption de chaque dent compris entre « O » et « H », selon les stades de Demirjian prédéfinis.

- Principe

Un score de maturité est affecté à chaque dent selon son stade d'éruption. Au moyen d'un graphique déterminé par Demirjian, l'âge est calculé aux 3e, 10e, 50e, 90e et 97e percentiles. L'intervalle de confiance est de 94% pour le 50e percentile.

Cette technique est sexe dépendante : l'équation de la courbe est différente selon le sexe. Les dents choisies doivent être indemnes de pathologies péri-apicales, de caries extensives, de restaurations volumineuses et d'anomalies de morphologie.

- Avantages

Cette méthode peut être appliquée entre 2 ans et demi et 17 ans. La radiographie permet de conserver l'intégrité du matériel dentaire. Dans notre cas, cette technique est plus avantageuse que la « sept dents » car en présence de matériels osseux et dentaire détériorés, il est obtenu le même intervalle de confiance avec moins de dents disponibles.

- Inconvénients

Cette méthode est efficace pour estimer l'âge d'un adolescent. Il est toutefois important de connaître son sexe pour choisir la formule adéquate. La méthode n'est généralement pas utilisée sur un adulte car le calcul de l'âge estimé ne pourra pas dépasser 16-17 ans.

3.3.2 Gustafson (1947) (Metzger et al. 1980)

- Variables utilisées

Gustafson utilise six critères dentaires :
- l'abrasion des surfaces occlusales notée A,
- la parodontose notée P,
- la sénescence (apposition dentinaire secondaire) notée S,
- la cémentogenèse notée C,
- la résorption radiculaire notée R,
- la transparence radiculaire notée T.

- Principe

Gustafson se sert du vieillissement physiologique de l'organe dentaire pour estimer l'âge. Il réalise une coupe histologique d'environ 200 microns d'épaisseur. Celle-ci sera lue sous lumière polarisée au microscope optique. Tous les critères sont ensuite notés de 0 à 4 selon leur stade. La parodontose est quantifiée avant l'extraction et la réalisation de la coupe. Les dents monoradiculées antérieures maxillaires présentent de meilleurs résultats.

Tous les scores sont additionnés et reportés sur la droite de régression de Gustasfon pour formule :

A (âge) = 11,43 + 4,56 X	avec X la somme des scores

- Avantages

Cette méthode d'estimation de l'âge peut être utilisée pour des individus de 10 à 70 ans environ. Elle présente un taux d'erreur d'environ 4,6 années jusqu'à 41 ans, puis ce taux augmente jusqu'à 7 ans.

- Inconvénients

L'élaboration de la coupe histologique est délicate. L'accès à un microscope optique est indispensable (matériel coûteux).

3.3.3 Cémentochronologie (Bertrand 2019)

- Variables utilisées

Tout au long de la vie, la cémentogenèse permet l'apposition du cément sur la racine. Chaque année une nouvelle « couche » de cément est fabriquée. Tel un tronc d'arbre, chaque couche de cément est comptée pour déterminer l'âge de la dent. Un anneau cémentaire est composé :

- d'une bande large et claire représentant la période de cémentogenèse,
- d'une bande étroite et foncée représentant la période de ralentissement.

- Principe (Bertrand et al. 2019)

Une bande claire et une bande sombre représentent un an de la vie de l'individu. Pour estimer son âge, il faut additionner le nombre de couches de cément et l'âge d'éruption de la dent. Pour cela, une coupe histologique de 200 microns d'épaisseur est nécessaire. Ces lignes sont visibles après fixation de l'échantillon au microscope optique sous lumière polarisée. Par exemple, sur une coupe d'incisive centrale maxillaire nous comptons 40 couches. Dans ce cas nous estimerons son âge à 47 ans (40 couches + 7 ans, âge moyen d'éruption de l'incisive centrale maxillaire).

- Avantages

La méthode est relativement fiable et repose sur un phénomène physiologique simple.
Elle permet l'estimation de l'âge dès l'éruption de la dent sur l'arcade.

- Inconvénients

Le protocole de préparation de la coupe est exigeant (épaisseur de la coupe et fixation avec les produits chimiques). Les anneaux cémentaires ne sont visibles que sous lumière polarisée au microscope optique et sont souvent difficiles à dénombrer malgré le grossissement.

3.3.4 Lamendin (1992) (Lamendin et al. 1992) (Prince et Ubelaker 2002)

- Variables utilisées

La méthode de Lamendin repose sur deux critères : la parodontolyse (P) et la translucidité radiculaire (T).

Pour cela il faut réaliser trois mesures sur le versant labial :

- la longueur de la racine (de la jonction amélo-cémentaire à l'apex) notée RL pour Root Length,
- la longueur de la transparence radiculaire (de l'apex à l'extrémité la plus haute de transparence) notée TL pour Transparency Length,
- la perte d'attache parodontale (de la jonction amélo-cémentaire jusqu'à la ligne d'attache parodontale) notée PL pour Periodontal Length.

- Principe

Les mesures sont réalisées sur une dent intacte, préférentiellement monoradiculée antérieure maxillaire. L'âge (A) est estimé à partir de la parodontolyse et de la transparence :

$$P = (PL \times 100) / RL \qquad T = (TL \times 100) / RL$$

$$A = (0{,}18 \times P) + (0{,}42 \times T) + 25{,}53$$

La dent choisie ne doit pas avoir de pathologie péri-apicale, elle peut néanmoins avoir de petites lésions carieuses ou restaurations.

Dans l'idéal, cette méthode permet d'estimer un âge entre 26 et 89 ans, avec une marge d'erreur de plus ou moins 10 ans.

- Avantages

La dent sélectionnée n'est pas détériorée. La formule est facile à appliquer et permet une bonne estimation de 26 à 89 ans (meilleure efficacité pour la tranche d'âge 50-69 ans). Aucun matériel coûteux n'est indispensable, l'utilisation d'un pied à coulisse électronique et d'un négatoscope calibré est préconisée.

Cette technique est peu sensible au sexe, aux variations inter et intra-observateurs, à l'origine ethnique, à la dent monoradiculée utilisée. Elle est complémentaire à la technique d'estimation osseuse de l'âge Suchey-brooks souvent appliquée en médecine légale.

- Inconvénients

Dû à la constante « 25,53 » présente dans l'équation, l'âge estimé ne pourra pas lui être inférieur. Il est déconseillé d'utiliser cette technique pour les moins de 30 ans.

Elle est également déconseillée pour les sujets atteints d'une maladie parodontale (sous-estimation de l'âge pour les plus de 50 ans) (Foti et al. 2001).

La perte d'attache est difficile à apprécier, surtout en l'absence de tissu de soutien.

3.3.5 Prince & Ubelaker (2002) (Prince et Ubelaker 2002)

- Variables utilisées

Les paramètres à mesurer sont identiques à la technique de Lamendin, ils permettent de calculer la parodontolyse (P) et la transparence (T) :

- la longueur de la racine notée RL (Root Length),
- la perte d'attache notée PL (Periodontis Length),
- la longueur de la transparence radiculaire notée TL (Transparency Length).

- Principe

Contrairement à Lamendin, les variables sont dépendantes du sexe (homme/femme) et de l'origine ethnique (africaine ou européenne/hispanique). Ici, nous considérons que la population est européenne (Zorba et al. 2018).

$$P = (PL \times 100) / RL \qquad T = (TL \times 100) / RL$$

Pour les femmes type européen :

A (âge) = **1,10** (RL) + **0,31** (P) + **0,39** (T) + **11,82**

Pour les hommes type européen :

A (âge) = **0,15** (RL) + **0,29** (P) + **0,39** (T) + **23,17**

Les scientifiques ont défini l'ordre d'utilisation des dents mono-radiculées de la meilleure à la moins bonne estimation :

Centrales maxillaires > latérales maxillaires > incisives mandibulaires > dents cuspidées > dents bicuspidées.

Elles doivent être exemptes de pathologie péri-apicale. La présence de petites restaurations est acceptée.

- Avantages

Le matériel dentaire est conservé. À partir des mêmes variables que Lamendin l'intervalle d'estimation de l'âge est élargi, celui-ci est compris entre 26 et 89 ans mais avec une meilleure efficacité pour l'intervalle 30-69 ans.

- Inconvénients

Il est toujours délicat d'estimer l'âge chez le jeune adulte (20-30 ans). La détermination de la perte d'attache est complexe. L'écart de l'estimation (noté SD pour Standard Deviation) est de 5,92 années chez l'homme, 6,21 années chez la femme.

3.3.6 Synthèse (Tableau 5)

Tableau 5 : synthèse des caractéristiques de chaque méthode d'estimation de l'âge (source : données personnelles, 2020)

Méthode	Préparation de la dent	Meilleures dents à utiliser	Mesures	Tranche d'âge estimée	Sexe/ethnie spécifique	Précision de l'estimation
Demirjian Méthode 4 dents (1976)	Non (radiographie)	I/PM1/PM2/M2 ou PM1/PM2/M1/M2	Stade de Demirjian (0 à H) selon la formation de la dent	2 ans ½ à 17 ans	Sexe spécifique	Intervalle de confiance à 94% au 50e percentile
Gustafson (1947)	Oui (coupe histologique)	Dents monoradiculées antérieures	Six critères dentaires	Environ 10 à 70 ans, plus délicat à partir de 60 ans	Non	Varie de 4,6 années à 7 ans
Cémento-chronologie	Oui (coupe histologique)	Dents monoradiculées	Anneaux cémentaires	Non précisé (commence dès l'éruption de la dent sur arcade)	Non	Bonne précision
Lamendin (1992)	Non (mesures)	Dents monoradiculées antérieures	Deux critères dentaires (trois mesures)	Environ 26 à 89 ans, plus délicat à partir de 60 ans	Non	Environ 10 ans
Prince & Ubelaker (2002)	Non (mesures)	Ic max > Il max > I mand > dents cuspidées > dents bicuspidées	Deux critères dentaires (trois mesures)	Environ 26 à 89 ans, meilleure efficacité entre 30 et 69 ans.	Sexe et ethnie spécifique	5,92 années chez l'homme, 6,21 années chez la femme

3.3.7 Méthodes choisies pour l'estimation de l'âge

Ne disposant pas du matériel requis à l'élaboration de coupes histologiques, toutes les techniques qui en nécessitent sont exclues. Aucune méthode n'est fiable avant 26 ans. Or, les soldats réquisitionnés étaient âgés de 20 à 48 ans officiellement.

Les « Draft Age Estimation (DAE) Quicksheets » ont été créées par le Dr Derek Draft. Ce sont des fiches d'aide à l'estimation de l'âge pour ceux qui pratiquent l'odontologie légale. Ce docteur, diplômé de l'Université du Michigan en 1998, a élaboré un fichier Excel par méthode d'estimation, il se constitue généralement comme suit :

- la première page « How to Use » explique les caractéristiques de la formule, les avantages, les inconvénients, etc.,
- la deuxième page est configurée pour calculer l'estimation de l'âge à partir des valeurs entrées dans le tableau.

Nous avons eu accès à ces fichiers grâce au Dr Draft qui a eu la gentillesse de nous les confier pour notre étude. Une fois les valeurs entrées dans le fichier Excel, le calcul de l'âge est automatique grâce à l'équation préenregistrée. Nous avons regroupé chaque valeur et chaque estimation dans un autre tableau.

- Méthode Demirjian

Dans un premier temps, il nous a paru judicieux de se servir de la méthode Demirjian à 4 dents. La « 4 dents » est préférée à la « 7 dents », elle permet d'inclure plus de sujets dans l'étude. Cette première étape permet d'exclure la présence d'enfant ou d'adolescent parmi l'échantillon étudié.

Sur 33 individus, 16 d'entre eux ont pu être étudiés avec :

- la combinaison I1-PM1-PM2-M2 était applicable sur six individus,
- la combinaison PM1-PM2-M1-M2 était applicable sur un individu,
- les deux combinaisons pouvaient être utilisées sur neuf individus.

Les 17 autres n'avaient pas la combinaison des dents requises, ou la mandibule était manquante. La fiche « Demirjian Boys » a été utilisée pour toutes les sépultures analysées car toutes estimées « sexe masculin ». Chaque dent a été radiographiée (cliché rétro-alvéolaire) et évaluée selon son stade de maturité.

- Méthode de Lamendin et Prince & Ubelaker

Dans un second temps, les méthodes de Lamendin et Prince & Ubelaker sont appliquées pour estimer l'âge adulte. La prise de mesure a été effectuée par un seul observateur odontologiste, à l'aide d'un pied à coulisse électronique calibré à 0,1 mm et d'un unique négatoscope.

Les mesures sont réalisées une première fois sur toutes les incisives maxillaires saines (PL, TL, RL). Puis une estimation de l'âge est attribuée à chaque incisive pour les deux méthodes. L'âge global de l'individu est calculé à partir de la moyenne des estimations.

Sur le même principe, des nouvelles mesures sont faites quelques jours plus tard. Une nouvelle moyenne est calculée pour chaque individu et pour chaque méthode.

Si une différence de 5% est observée entre les deux moyennes d'estimation au sein du même individu pour la même méthode, les variables sont mesurées une troisième fois.

4. RÉSULTATS

Pour déduire l'équivalence ou non des pourcentages obtenus, nous devons étudier l'intervalle de confiance à 95%. Pour rappel, si les intervalles de confiance se chevauchent, nous parlerons uniquement de « différence non significative » et non de « similarité » car le chevauchement ne peut être dû qu'à une faible taille d'échantillon.

Toutefois, lorsque les intervalles de confiance à 95% s'excluent nous pouvons affirmer que les résultats sont statistiquement différents.

4.1 État buccodentaire

4.1.1 Conservation des maxillaires

Tableau 5 : conservation de l'os maxillaire et mandibulaire (complet, partiel, absent) (source : donnée personnelle, 2020)

Sépulture	Conservation	
	Maxillaire	Mandibule
500	complet	complet
502	complet	absent
508	partiel	complet
509 tiers o	complet	absent
510	partiel	complet
511	complet	complet
512	partiel	complet
513	partiel	complet
514	partiel	partiel
515	complet	complet
516	complet	partiel
517	complet	complet
518 tiers c A	complet	complet
518 tiers c B	partiel	absent
518 tiers c	absent	complet
518 tiers o	partiel	complet
521	complet	absent
522	partiel	partiel
523 A	partiel	complet
523 B	absent	complet
524	absent	complet
525	partiel	partiel
526	absent	complet
527	partiel	complet
528	partiel	absent
530	complet	complet
531	partiel	partiel
532	complet	complet
532m	absent	partiel
533	partiel	absent
534	partiel	partiel
535	partiel	partiel
536	partiel	complet

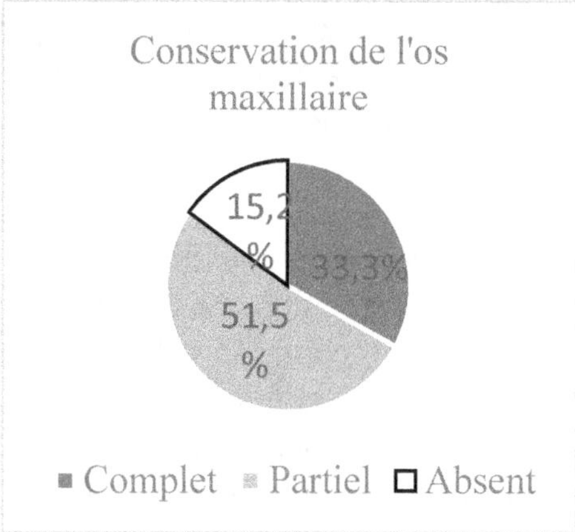

Figure 24 : diagramme sectoriel de la conservation du matériel osseux maxillaire (source : donnée personnelle, 2020)

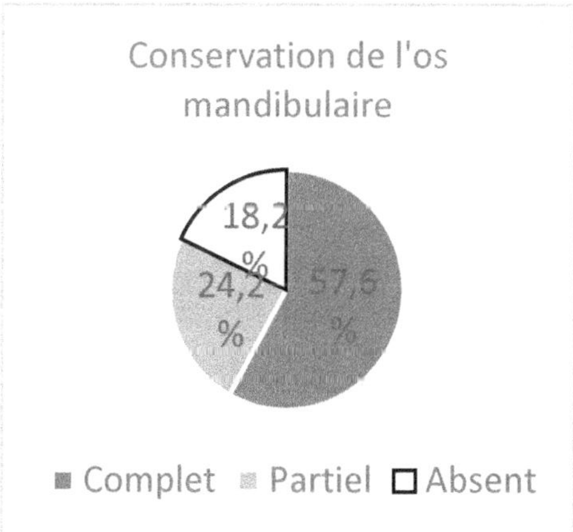

Figure 25 : diagramme sectoriel de la conservation du matériel osseux mandibulaire (source : donnée personnelle, 2020)

Sur les 33 sujets étudiés, l'os maxillaire est complet dans onze cas, partiel dans 17 et absent pour cinq. Quant à l'os mandibulaire, il est complet pour 19 sujets, partiel pour huit, et six ne présentent pas de mandibule (Tableau 6).

Nous constatons que l'absence de l'os n'est pas statistiquement différente dans les deux diagrammes : 15,2% des maxillaires sont absents ($IC_{95\%}$ [10,9-19,4]) contre 18,2% des mandibules ($IC_{95\%}$ [12,5-23,9]) (Figures 24 et 25).

Les diagrammes nous permettent d'apprécier la différence de la conservation dans le temps : seulement 33,3% des maxillaires sont complets ($IC_{95\%}$ [29,0-37,6]) contre 57,6% des mandibules ($IC_{95\%}$ [51,8-63,3]). Ce net écart peut s'expliquer par la différence de densité osseuse. La mandibule étant composée d'une corticale épaisse et dense avec une grande concentration de systèmes haversiens (garant de la rigidité), tandis que celle du maxillaire est beaucoup plus fine et spongieuse.

4.1.2 Étude des pertes *ante* et *post-mortem*

Tableau 6 : répartition des pertes AM, PM et indéterminées aux maxillaires par sépulture (source : donnée personnelle, 2020)

Sépulture	Dents maxillaires					Dents mandibulaires					Total dents	
	AM	PM	I	Total Abs	Présentes	AM	PM	I	Absentes	Présentes	Absentes	Présentes
500		6		6	10		1		1	15	7	25
502	4	7		11	5			16	16		27	5
508		2		2	14		1		1	15	3	29
509 tiers o					16			16	16		16	16
510	2	1	8	11	5	6			6	10	17	15
511	1	3		4	12	3	2		5	11	9	23
512	2	6	8	16		5	4		9	7	25	7
513		4	2	6	10		1		1	15	7	25
514		3	3	6	10			6	6	10	12	20
515	2	7		9	7	4	2		6	10	15	17
516	2	4		6	10	1		1	2	14	8	24
517		1		1	15	4			4	12	5	27
518 tiers c A	2			2	14	3	3		6	10	8	24
518 tiers c B		2		2	14			16	16		18	14
518 tiers c			16	16		5	6		11	5	27	5
518 tiers o		4		4	12					16	4	28
521		5	1	6	10			16	16		22	10
522		3		3	13		1		1	15	4	28
523 A		2	2	4	12	3	5		8	8	12	20
523 B			16	16		3	3		6	10	22	10
524			15	15	1	4	2		6	10	21	11
525		1	9	10	6	1	2	8	11	5	21	11
526			7	7	9	5			5	11	12	20
527	1		2	3	13	1		2	3	13	6	26
528	1		5	6	10			16	16		22	10
530		2		2	14	2	2		4	12	6	26
531		2	7	9	7	1		2	3	13	12	20
532	4			4	12	2			2	14	6	26
532m			16	16			3	9	12	4	28	4
533		1	1	2	14			16	16		18	14
534			4	4	12	1		4	5	11	9	23
535			6	6	10	2	5	3	10	6	16	16
536	1	4	7	12	4	8	2		10	6	22	10
Total	22	70	135	227	301	64	45	131	240	288	467	589

Tableau 7 : Répartition en pourcentage des dents maxillaires et mandibulaires selon la perte AM, PM ou I (source : donnée personnelle,

Perte	AM	PM	I
Maxillaire	9,7%	30,8%	59,5%
Mandibule	26,7%	18,8%	54,6%

Grâce aux données du tableau 7, nous comptabilisons 301 dents présentes et 227 dents absentes au maxillaire. Ces 227 dents absentes sont réparties comme suit (Tableau 8) :

- 22 pertes *ante-mortem* qui correspondent à 9,7% des pertes ($IC_{95\%}$ [7,4-12,0]),
- 70 pertes *post-mortem* qui correspondent à 30,8% des pertes ($IC_{95\%}$ [28,6-33,1]),
- et 135 pertes indéterminées qui correspondent à 59,5% des pertes ($IC_{95\%}$ [57,2-61,8]).

De même pour l'étude de la mandibule, nous dénombrons 288 dents présentes et 240 dents absentes. Parmi celles-ci :

- 64 pertes *ante-mortem* qui représentent 26,7% des pertes ($IC_{95\%}$ [24,9-28,5]),
- 45 pertes *post-mortem* qui représentent 18,8% des pertes ($IC_{95\%}$ [16,9-20,6]),
- et 131 pertes indéterminées qui représentent 54,6% des pertes ($IC_{95\%}$ [52,8-56,4]).

Nous remarquons que la proportion des pertes indéterminées maxillaires (59,5%) est légèrement supérieure à celle des pertes indéterminées mandibulaires (54,6%) (matériel osseux et dentaire manquant). Dans notre échantillon, les pertes *ante-mortem* sont beaucoup plus présentes à la mandibule qu'au maxillaire (26,7% à 9,7%). Tandis que les pertes *post-mortem* sont majoritaires au maxillaire (30,8%) et plus réduites à la mandibule (18,8%).

L'échantillon est trop restreint pour émettre l'hypothèse que la population de l'époque perdait davantage les dents mandibulaires. Toutefois, la plus grande prévalence de pertes indéterminées et *post-mortem* au maxillaire peut s'expliquer par la fine épaisseur de la corticale et une plus grande fragilité de l'os maxillaire comparé à l'os mandibulaire. De ce fait, les dents maxillaires sont moins retenues dans leur alvéole et s'extraient facilement.

4.1.3 Étude des lésions carieuses

Tableau 8 : répartition des dents identifiées selon leur atteinte carieuse (source : donnée personnelle, 2020)

Sépulture	Racines			Stade 0				Stade 1				Stade 2				Stade 3				Stade 4				total
	RNI	Min dents	Max dents	I	C	PM	M	I	C	PM	M	I	C	PM	M	I	C	PM	M	I	C	PM	M	
500				3	3	5	8							2	3				1					25
502				1			1				1											1	1	5
508				5	4	8	9				2								1					29
509 tiers o				2		3	2	2										1	2		2		2	16
510				3	2			1				2		2		1				1	1	2		15
511				4	4	6	2				3								1			2	1	23
512				2	1	1	2							1										7
513	5	2	5	3	1	1	2	1				1	2	1	1	2			2	1		2	5	25
514	2	1	2	5	2	3	1	1			2	1		1	1						2	1		20
515	3	1	3	5	2	4	5		1															17
516				5	2	6	7				1		1	1								1		24
517				5	4	7	5	1			1			1	2					1				27
518 tiers c A				5	3	6	4						1	1	1			1	2					24
518 tiers c B				2	1	2	2		1			1		2	1				2					14
518 tiers c				1	1	1					1			1										5
518 tiers o				4	3	6	7				3	1			2			1	1					28
521				4	2						1				1				2					10
522	1	1	1	6	3	5	7		1		2			1	3									28
523 A	2	1	2	2	3	7	5							1	1				1					20
523 B	2	1	2	4	2	4																		10
524	1	1	1	4	2	2	1	1						1										11
525				3	1	1	2				1							1			1	1		11
526	1	1	1	6	4	4					2			1	2			1						20
527	2	1	2	8	4	5	2				3			1	1							1	1	26
528	1	1	1			1		3	1					1					1	1	1	1		10
530				6	4	6	7			1	1			1										26
531				6	3	6					2				1				1				1	20
532				8	4	3	10															1		26
532m				2	1	1																		4
533				1	2	4	5					1				1								14
534	2	1	2	3	3	5	1				2			1					1	3	1	1	2	23
535				2	3	3		2	1					1				1	1				2	16
536				4	1	2	2															1		10
Total	22	12	22	124	75	118	99	12	5	1	28	7	4	22	20	4	0	6	19	7	8	15	15	589

Le tableau précédent (Tableau 9) représente la répartition des dents identifiées (incisive, canine, prémolaire, molaire) de chaque sépulture, selon leur atteinte carieuse (4.1.3).

Par exemple, la sépulture 500 possède trois incisives, trois canines, cinq prémolaires et huit molaires au stade 0 (sans lésion carieuse). Deux prémolaires et trois molaires présentent une lésion carieuse de stade 2. Une seule molaire présente une lésion carieuse de stade 3 et aucune dent n'est au stade 4 (à l'état de racine). Au total, la sépulture 500 est composée de 25 dents.

La deuxième colonne « racines » comptabilise le nombre de racines non identifiées (RNI) retrouvées par sépulture. Dans 11 sépultures, nous avions 22 débris radiculaires dont nous ne pouvions en déterminer l'origine. En effet, ces débris pouvaient correspondre à plusieurs alvéoles différentes au maxillaire ou à la mandibule (pertes *post-mortem*), mais ils pouvaient également correspondre à des dents dont nous n'avions aucune donnée par l'absence d'os (perte indéterminée).

Une dent est en général composée de 1 à 3 racines. Nous en déduisons que les 22 RNI peuvent être des débris radiculaires de 12 dents au minimum (colonne « min ») et 22 dents au maximum (colonne « max »).

Ces dents, à l'état de racine, doivent être placées dans la colonne « stade 4 ». Cependant, n'ayant pas été définies comme « incisive », « canine », « prémolaire » ou « molaire », il a été décidé que le tableau n'expose que les dents formellement identifiées (sans les RNI comptabilisées dans le stade 4).

- Études des lésions carieuses sur les dents présentes identifiées

Tableau 9 : répartition des groupes de dents en fonction de l'atteinte carieuse (source : donnée personnelle, 2020)

Dents	I	C	PM	M	TOTAL
Stade 0	124	75	118	99	416
Stade 1	12	5	1	28	46
Stade 2	7	4	22	20	53
Stade 3	4	0	6	19	29
Stade 4	7	8	15	15	45
TOTAL	154	92	162	181	589

Tableau 10 : répartition de l'atteinte carieuse en fonction des groupes de dents (source : donnée personnelle, 2020)

% stade	Stade 0	Stade 1	Stade 2	Stade 3	Stade 4
I	29,80%	26,10%	13,20%	13,80%	15,60%
C	18,00%	10,90%	7,50%	0,00%	17,80%
PM	28,40%	2,20%	41,50%	20,70%	33,30%
M	23,80%	60,90%	37,70%	65,50%	33,30%
Total	100%	100%	100%	100%	100%

Les dents indemnes de lésions carieuses (stade 0) sont représentées à 29,8% ($IC_{95\%}$ [29,4-30,2]) par les incisives, à 28,4% ($IC_{95\%}$ [28,0-28,8]) par les prémolaires, à 23,8% ($IC_{95\%}$ [23,4-24,2]) par les molaires et à 18,0% ($IC_{95\%}$ [17,6-18,4]) par les canines (Tableaux 10 et 11).

Les lésions carieuses amélaires sont prédominantes sur les molaires (caries de sillons) avec 60,9% ($IC_{95\%}$ [55,4-66,4]), puis sur les incisives avec 26,1% ($IC_{95\%}$ [20,6-31,6]), sur les canines avec 10,9% ($IC_{95\%}$ [5,4-16,4]), et enfin sur les prémolaires qui sont peu touchées avec 2,2% ($IC_{95\%}$ [0,0-7,7]).

Les lésions carieuses de stade 2 sont majoritairement représentées par des lésions proximales sur le groupe prémolaire avec un pourcentage de 41,5% ($IC_{95\%}$ [37,5-45,5]) et par le groupe molaire avec 37,7% ($IC_{95\%}$ [33,7-41,7]).

Les dents antérieures (incisives et canines) ont nettement mois de lésions carieuses de ce stade avec 13,2% ($IC_{95\%}$ [9,2-17,2]) et 7,5% ($IC_{95\%}$ [3,5-11,5]).

La lésion carieuse entrainant l'exposition pulpaire (stade 3) se retrouve principalement à 65,5% ($IC_{95\%}$ [57,8-73,2]) sur les molaires. Les prémolaires sont touchées à 20,7% ($IC_{95\%}$ [13,0-28,4]).

Les dents postérieures sont les plus touchées par la lésion carieuse de stade 4 : 33,3% pour les prémolaires ($IC_{95\%}$ [30,8-35,8]) et également 33,3% pour les molaires ($IC_{95\%}$ [30,8-35,8]). Le pourcentage d'incisives et de canines à l'état de racine n'est pas significativement différent avec respectivement : 15,6% ($IC_{95\%}$ [13,1-18,1]) et 17,8% ($IC_{95\%}$ [15,3-20,3]).

Tableau 11 : répartition des groupes de dents en fonction de l'atteinte carieuse (source : donnée personnelle, 2020)

% type	I	C	PM	M	Total
Stade 0	80,50%	81,50%	72,80%	54,70%	70,60%
Stade 1	7,80%	5,40%	0,60%	15,50%	7,80%
Stade 2	4,50%	4,30%	13,60%	11,00%	9,00%
Stade 3	2,60%	0,00%	3,70%	10,50%	4,90%
Stade 4	4,50%	8,70%	9,30%	8,30%	7,60%
Total	100%	100%	100%	100%	100%

Les données recueillies nous permettent d'apprécier la répartition des lésions carieuses selon le type de dents (Tableau 12) :

- le groupe incisif

Les incisives sont saines à 80,5% ($IC_{95\%}$ [76,7-84,4]). Nous n'observons pas de différence significative entre le stade 1 à 7,8% ($IC_{95\%}$ [3,9-11,6]), le stade 2 à 4,5% ($IC_{95\%}$ [0,7-8,4]), le stade 3 à 2,6% ($IC_{95\%}$ [0,0-6,5]) et le stade 4 à 4,5% ($IC_{95\%}$ [0,7-8,4]).

- le groupe canin

C'est un des groupes qui comprend le plus de dents non cariées avec 81,5% ($IC_{95\%}$ [76,4-86,6]). Cependant, lorsqu'une lésion carieuse se développe, la dent évolue rapidement à l'état de racine. Parmi toutes les canines : 8,7% sont à l'état de racine ($IC_{95\%}$ [3,6-13,8]).

- le groupe prémolaire

Les prémolaires présentent légèrement moins de dents saines avec 72,8% ($IC_{95\%}$ [69,6-76,1]). Les lésions carieuses de stade 2 (lésions carieuses proximales) et de stade 4 sont les plus nombreuses avec respectivement 13,6% des prémolaires ($IC_{95\%}$ [10,3-16,9]) et 9,3% des prémolaires ($IC_{95\%}$ [6,0-12,5]).

- le groupe molaire

C'est le groupe le plus affecté par la maladie carieuse. En effet, la morphologie complexe de ces dents, couplée à une difficulté d'accès pour le nettoyage expliquent que seulement 54,7% de celles-ci sont saines ($IC_{95\%}$ [52,7-56,7]). Les lésions carieuses amélaires de sillons sont présentes sur 15,5% des molaires ($IC_{95\%}$ [13,4-17,5]).

Le pourcentage de molaires atteintes d'une lésion carieuse de stade 2, 3 ou 4 est environ identique pour les trois catégories (respectivement 11% ($IC_{95\%}$ [9,0-13,1]), 10,5% ($IC_{95\%}$ [8,5-12,5]) et 8,3% ($IC_{95\%}$ [6,3-10,3])).

Au total, 70,6% des dents identifiées ne sont pas cariées ($IC_{95\%}$ [69,0-72,3]). Le pourcentage de dents atteintes par des lésions carieuses de stade 1 (7,8%, $IC_{95\%}$ [6,2-9,4]) n'est pas différent de celles atteintes par du stade 2 (9,0%, $IC_{95\%}$ [7,4-10,6]), par du stade 3 (4,9%, $IC_{95\%}$ [3,3-6,6]) et enfin par du stade 4 (7,6%, $IC_{95\%}$ [6,0-9,3]).

Comme expliqué précédemment, dans ces tableaux le stade 4 est légèrement sous-estimé : les racines non identifiées n'ont pas été comptabilisées.

- Étude des lésions carieuses en tenant compte des racines non identifiées

Les 22 débris radiculaires peuvent former 12 dents au minimum et 22 dents au maximum (en estimant que les dents ont en général 1 à 3 racines). Les dents inconnues sont forcément à classer dans le stade 4 (à l'état de racine).

Cela signifie qu'au nombre total de dents de départ (589) s'ajoute le nombre de dents « formées » par les racines non identifiées :

- au minimum : 589 + 12 dents = 601 dents au total,
- au maximum : 589 + 22 dents = 611 dents au total.

Nous savons qu'au total nous avions réellement entre 601 et 611 dents. C'est pourquoi le pourcentage des dents cariées est recalculé en prenant en compte les nouvelles valeurs (Tableau 13).

Tableau 12 : prise en compte des RNI dans le pourcentage des dents cariées par stade (source : donnée personnelle, 2020)

Intensité	Dents identifiées		RNI			
	Nombre	%age	Min = 12 dents	%age	Max =22 dents	%age
Stade 0	416/589	70,60%	416/601	69,20%	416/611	68,10%
Stade 1	46/589	7,80%	46/601	7,70%	46/611	7,50%
Stade 2	53/589	9,00%	53/601	8,80%	53/611	8,70%
Stade 3	29/589	4,90%	29/601	4,80%	29/611	4,70%
Stade 4	45/589	7,60%	57/601	9,50%	67/611	11,00%
Total	1	100%	1	100%	1	100%

Sur ce tableau, la première colonne « dents identifiées » reprend les valeurs et les pourcentages calculés précédemment pour un total de 589 dents. Le pourcentage a été réactualisé en fonction de la variation du nombre total de dents : on rajoute au minimum 12 dents et au maximum 22 dents. La réelle estimation varie entre le pourcentage calculé le plus petit et le plus grand.

Par exemple, il y avait 416 dents au stade 0 sur 589 dents (correspondant à 70,6% des dents). Au final, les dents au stade 0 représentent au minimum 416 dents sur 601 : soit 69,2% ($IC_{95\%}$ [67,6-70,8]). Au maximum, elles représentent 416 dents sur 611 : soit 68,1% ($IC_{95\%}$ [66,6-69,6]). Cela signifie qu'environ 68,1% à 70,6% des dents sont saines.

Ces calculs sont appliqués pour chaque stade de lésions carieuses. Nous observons pour les stades 1, 2 et 3 une différence inférieure à 1%.

Le stade 4 n'est que légèrement impacté par l'inclusion des RNI : il est estimé entre 7,6% ($IC_{95\%}$ [6,0-9,3]) et 11% ($IC_{95\%}$ [9,4-12,5]).

Pour conclure, la prise en compte des 22 RNI n'impacte que faiblement les résultats.

La comparaison de la proportion des dents cariées des soldats avec la population actuelle serait intéressante. Cependant, les résultats obtenus ne concernent que les dents retrouvées un siècle plus tard. Ils ne reflètent pas le réel pourcentage de dents cariées de l'époque : seulement 589 dents ont été étudiées sur les 1056 dents possibles. De plus, les dents absentes *ante-mortem* ont pu être perdues à cause de lésions carieuses profondes. Cela signifie que le pourcentage des dents cariées est sûrement sous-estimé.

Nous notons toutefois le grand nombre de dents fortement délabrées par les lésions carieuses non traitées (seulement trois sont obturées). La catégorie sociale, inconnue dans notre étude, influe également sur l'hygiène buccodentaire et par conséquent la prévalence des lésions carieuses.

4.1.4 Étude de l'usure dentaire

Nous avons classifié pour chaque dent l'usure selon la classification de Broca (4.1.4). À l'aide du tableau 14, nous avons pu déterminer le pourcentage de dents avec une usure de stade 0, de stade 1, de stade 2, de stade 3 et de stade 4 (Tableau 15).

Tableau 13 : répartition des dents en fonction du degré d'usure de chaque sépulture (source : donnée personnelle, 2020)

Sépulture	Indéterminée				Stade 0				Stade 1				Stade 2				Stade 3				Stade 4				total
	I	C	PM	M	I	C	PM	M		C	PM	M	I	C	PM	M	I	C	PM	M	I	C	PM	M	
500				1			5	4		2	2	3	3	1		4									25
502			1	1				2					1												5
508				1	3	2	4	1		2	4	3	2			7									29
509 tiers o		2		2			4	4					4												16
510	1	1	2							1	2		5	1			2								15
511			2		2	3	6	6		1		1		2											23
512							2	2					2	1											7
513	1		2	6	3	2	2	4	1	1															25
514		2	1	1			4	3	2	2			5												20
515						1	3	4	2	2	1	1	3												17
516			1		1	1	6	8		2	1		4												24
517	1							2			1	4		1	7	2	6	3							27
518 tiers c A				2			3	2			4	3	5	4	1										24
518 tiers c B					2		3	5		1	1		1	1											14
518 tiers c							2	1	1	1															5
518 tiers o					5	3	8	3				9													28
521				2				2					4	2											10
522							1	3		3	4	8	4	1	1	1	2								28
523 A							3	2			5	4		3		1	2								20
523 B							2				1			2	1		4								10
524							3	1	5	2															11
525		1	2				1	1	1			2	3												11
526		1					1	1		3	5	3	5				1								20
527			1	1	4	4	3	2			3	2	4			2									26
528	1	1	1	1						1	2		3												10
530							6	6			2	2	6	4											26
531				2	1	1	2			1	4	3	4	1			1								20
532			1				3	1	1	2		7	7	2		2									26
532m							1			1			2												4
533					1	1		2			4	2	2	1		1									14
534	3	1	1	3			6	3		3			3												23
535				2			5		1	1			2	3		1	1								16
536								1			2	2	2	1			2								10
Total	7	9	15	25	22	18	89	76	7	32	48	59	86	31	10	21	21	3	0	0	0	0	0	0	589
%	1,2%	1,5%	2,5%	4,2%	3,7%	3,1%	15,1%	12,9%	2[illegible]%	5,4%	8,1%	10,0%	14,6%	5,3%	1,7%	3,6%	3,6%	0,5%	0,0%	0,0%	0,0%	0,0%	0,0%	0,0%	100,0%

Tableau 14 : récapitulatif de la répartition de l'usure (source : donnée personnelle, 2020)

Usure	Indéterminée	Stade 0	Stade 1	Stade 2	Stade 3	Stade 4	Total
Nb dents	56	205	156	148	24	0	589
%	9,50%	34,80%	26,50%	25,10%	4,10%	0,00%	100%

Pour 9,5% des dents ($IC_{95\%}$ [8,5-10,5]), l'usure n'était pas quantifiable par l'absence de surface occlusale (lésion carieuse volumineuse ou fracture coronaire).

Environ un tiers des dents ne présentent pas d'usure soit 34,8% ($IC_{95\%}$ [33,8-35,8]), 26,5% des dents ont une usure de stade 1 ($IC_{95\%}$ [25,5-27,5]) et 25,1% ont une usure de stade 2 ($IC_{95\%}$ [24,1-26,1]). Seulement 4,1% des dents sont usées à un stade 3 ($IC_{95\%}$ [3,1-5,1]). Aucune dent ne présente une usure exposant la cavité pulpaire (stade 4). Notre échantillon présente une denture relativement usée.

À partir de ces données, la déduction d'une hypothèse est complexe. En effet, une forte usure peut s'expliquer lorsque l'on est en présence d'une population âgée. Cette même population peut toutefois présenter une usure faible en fonction des habitudes de vie : pas de stress, alimentation adaptée... Tandis qu'une population plus jeune peut également posséder une usure dentaire forte si l'environnement a influencé l'usure (stress dû à l'appel de la guerre, alimentation fibreuse, etc.).

Tableau 15 : intensité de l'usure en fonction de la localisation des dents (source : donnée personnelle, 2020)

Usure des dents	Faible		Forte		Total	
	Nombre	%	Nombre	%	Nombre	%
antérieures	89	24,70%	141	82,00%	230	43,20%
postérieures	272	75,30%	31	18,00%	303	56,80%
Total	361	100%	172	100%	533	100%

L'usure faible (stade 0 et 1) se situe préférentiellement sur les dents postérieures (75,3%, $IC_{95\%}$ [72,7-78,0]). Celle-ci est moins importante sur les dents antérieures (24,7%, $IC_{95\%}$ [22,0-27,3]).

L'usure forte (stade 2 et 3) se situe à 82,0% sur les dents antérieures ($IC_{95\%}$ [77,2-86,8]), contre 18,0% sur les dents postérieures ($IC_{95\%}$ [13,2-22,8]). Le pourcentage de dents postérieures usées (56,8%, $IC_{95\%}$ [56,3-57,4]) est plus grand que celui des dents antérieures (43,2%, $IC_{95\%}$ [42,6-43,7]).

Nous déduisons que les dents postérieures sont statistiquement plus usées que les antérieures. Cependant, l'usure des incisives et des canines est beaucoup plus importante (Tableau 16).

4.1.5 Étude des lésions péri-radiculaires ou LIPOE

Tableau 16 : répartition des LIPOE en fonction de la localisation de la dent (source : donnée personnelle, 2020)

Sépulture	LIPOE				
	I	C	PM	M	Total
500					
502			1	1	2
508					
509 tiers o		1		1	2
510	2		2		4
511			1	1	2
512				1	1
513	1		1	1	3
514	1				1
515					
516			1		1
517	1				1
518 tiers c A				1	1
518 tiers c B					
518 tiers c					
518 tiers o					
521				1	1
522					
523 A					
523 B					
524					
525		1	1		2
526					
527			1	1	2
528			1		1
530					
531				2	2
532			1		1
532m					
533					
534					
535				1	1
536				1	1
Total	5	2	10	12	29

Dix-huit sépultures regroupent les 29 LIPOE recensées lors de l'examen radiologique (4.1.5).

Sur les 29 LIPOE, nous retrouvons (Tableau 17) :

- 22 dents à l'état de racine (lésions carieuses stade 4) dont trois avec une perte de la corticale osseuse vestibulaire,
- cinq dents présentant une lésion carieuse exposant la cavité pulpaire (stade 3),
- une dent avec une lésion carieuse dentinaire profonde (stade 2),
- une seule dent obturée jusqu'aux entrées canalaires.

Dans notre échantillon, les dents postérieures sont les plus concernées par ces lésions, soit 34,5% pour les prémolaires ($IC_{95\%}$ [29,6-39,4]) et 41,4% pour les molaires ($IC_{95\%}$ [36,5-46,3]). Les dents antérieures sont moins touchées : 17,2% des LIPOE se trouvent sur les incisives ($IC_{95\%}$ [12,3-22,2]) et seulement 6,9% sur les canines ($IC_{95\%}$ [2,0-11,8]). Nous pouvons en déduire que les dents postérieures sont plus atteintes de lésions péri-radiculaires que les dents antérieures.

4.1.6 Étude de l'alvéolyse et du tartre

L'alvéolyse a été classée selon sa localisation (incisives, canines, prémolaires, molaires) au maxillaire, à la mandibule et selon son intensité (4.1.6) :

- indéterminée si absence de l'os (blanc),
- stade 0 (gris clair),
- stade 1 (gris moyen),
- stade 2 (gris foncé),
- stade 3 (gris-noir).

Le tartre observé est aussi représenté dans le tableau selon sa localisation par le signe « X » (4.1.7). De cette façon, la présence du tartre et celle de l'alvéolyse peuvent être corrélées (Tableau 18).

Tableau 17 : degré d'atteinte du parodonte selon la localisation aux maxillaires et la présence de tartre (source : donnée personnelle, 2020)

Alvéolyse et tartre maxillaire				Alvéolyse et tartre mandibulaire			
I	C	PM	M	I	C	PM	M
				X	X		
				X			
			X				
				X			
		X	X	X	X		
X	X	X	X	X	X		
				X			
		X	X				
X	X	X	X				
				X	X	X	X
			X	X	X	X	X
				X	X	X	
			X				
				X			
				X	X		
				X			
				X			
				X	X		
X	X	X	X	X	X	X	X
		X					
				X	X		
				X	X		
	X	X	X				
				X	X	X	
	X	X			X	X	
		X	X		X		X

Absence des bases osseuses
Pas d'alvéolyse (stade 0)
Alvéolyse légère (stade 1)
Alvéolyse modérée (stade 2)
Alvéolyse sévère (stade 3)
X Présence de tartre

Tableau 18 : récapitulatif du degré de l'alvéolyse par maxillaire (source : donnée personnelle, 2020)

Alvéolyse	Maxillaire		Mandibule		Total	
	Nombre	%	Nombre	%	Nombre	%
Indéterminée	77	58,3%	60	45,5%	137	51,9%
Stade 0	33	25,0%	35	26,5%	68	25,8%
Stade 1	17	12,9%	29	22,0%	46	17,4%
Stade 2	5	3,8%	9	6,8%	14	5,3%
Stade 3	0	0,0%	0	0,0%	0	0,0%

Nous observons que 58,3% ($IC_{95\%}$ [55,3-61,3]) de l'alvéolyse au maxillaire n'a pas pu être déterminée. Cette valeur n'est pas surprenante compte tenu de la mauvaise conservation de l'os maxillaire dans le temps (5.1). La mesure de l'alvéolyse de la mandibule n'a pas pu être réalisée dans 45,5% des cas ($IC_{95\%}$ [43,2-47,8]). Au total, 51,9% de l'os n'a pas pu être évalué ($IC_{95\%}$ [50,1-53,7]).

L'alvéolyse stade 0 n'est pas différente entre les maxillaires et les mandibules. En effet, 25,0% des maxillaires ne sont pas atteints d'alvéolyse ($IC_{95\%}$ [22,0-28]) contre 26,5% des mandibules ($IC_{95\%}$ [24,2-28,8]).

Au stade 1, la mandibule est touchée à 22% ($IC_{95\%}$ [19,7-24,3]), seulement 12,9% au maxillaire ($IC_{95\%}$ [9,9-15,9]). Nous déduisons que l'alvéolyse de stade 1 mandibulaire est supérieure à celle du maxillaire.

L'alvéolyse de stade 2 touche 6,8% des mandibules ($IC_{95\%}$ [4,5-9,1]), ce qui n'est pas distinct de l'alvéolyse des maxillaires (3,8%, $IC_{95\%}$ [0,8-6,8]). Aucune alvéolyse de stade 3 n'a été observée (Tableau 19).

Nous remarquons que l'alvéolyse est très limitée (en majorité stade 0 ou stade 1), ceci pourrait s'expliquer en présence d'une population relativement jeune (donc peu de présence de maladies parodontales). Cette hypothèse pourra être confirmée en estimant l'âge de ces soldats (5.3).

Tableau 19 : répartition du tartre (source : donnée personnelle, 2020)

Tartre	Nombre	%
Maxillaire	27	20,50%
Mandibule	42	31,80%

Au maxillaire, environ 20,5% ($IC_{95\%}$ [19,5-21,4]) de la surface dentaire présentait du tartre (Tableau 20). Nous remarquons que ce taux est plus important à la mandibule : 31,8% ($IC_{95\%}$ [30,8-32,8]).

Ces pourcentages sont forcément sous-estimés, le tartre des dents absentes n'ayant pas pu être observé (*post-mortem* et indéterminées). De plus, les dents présentes devaient sûrement présenter plus de tartre : les conditions environnementales ont pu être responsables de sa dégradation.

4.1.7 Étude des soins

- Étude de la canine mandibulaire gauche au MEB

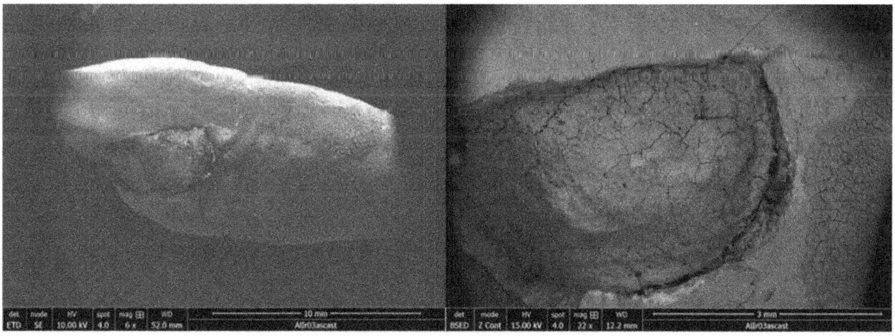

Figure 26 : canine vue à plusieurs grossissements au MEB (source : Institut Jean Lamour, 2019)

La surface du soin de la canine a été analysée sur cinq points différents, permettant la création de cinq spectres (Figure 26). Dans notre étude, nous ne présenterons que deux de ces spectres. En effet, ceux-ci résument les résultats obtenus sur les autres.

À chaque spectre, un tableau représentant la composition de la zone est obtenu (Tableau 21). La colonne « C Norm. » correspond au pourcentage massique (ou titre massique) de l'atome dans la zone analysée. La colonne « C Atom. » correspond au pourcentage atomique qui est calculé à partir des titres massiques mesurés.

- Spectre 15

L'analyse de la zone n°15 met en évidence de l'oxyde de zinc. En effet, l'atome d'oxygène représente 50,51% de la masse et l'atome de zinc 11,22% de la masse. À partir des titres massiques, on estime que 69,10% des atomes sont des atomes d'oxygène, et 3,76% des atomes de zinc.

- Spectre 17

Sandrine Mathieu s'est intéressée à des « coques » de matériau présent à la surface. Celles-ci étaient composées par : de l'oxygène (45,96% de la masse), du magnésium (26,72% de la masse), et du silicium (17,82% de la masse). Selon la laborantine, ces atomes peuvent être des oxydes de magnésium, de silicium et de zinc.

Tableau 20 : exemple d'un spectre d'analyse (spectre n°15 de la canine) (source : Institut Jean Lamour, 2019)

Spectrum: 15

El	AN	Series	unn. C [wt.%]	norm. C [wt.%]	Atom. C [at.%]	Error (1 Sigma) [wt.%]
O	8	K-series	37,20	50,51	69,10	5,03
Zn	30	K-series	8,27	11,22	3,76	0,49
Al	13	K-series	7,71	10,47	8,49	0,40
P	15	K-series	6,91	9,38	6,63	0,31
Ca	20	K-series	6,18	8,39	4,58	0,24
Mg	12	K-series	3,02	4,10	3,70	0,21
Si	14	K-series	2,34	3,18	2,48	0,14
Fe	26	K-series	1,55	2,11	0,83	0,12
S	16	K-series	0,47	0,64	0,44	0,06
		Total:	73,66	100,00	100,00	

- Étude de la prémolaire mandibulaire droite (sépulture 512)

Sur le même principe que la canine, la prémolaire a été analysée sur six zones. Les spectres 3 et 6 sont les plus représentatifs des résultats.

  - Spectre 3

Ce spectre a mis en évidence des cristaux de sulfure de mercure (Figure 27). Les atomes de mercure représentent 86,02% de la masse et le soufre 13,98%.

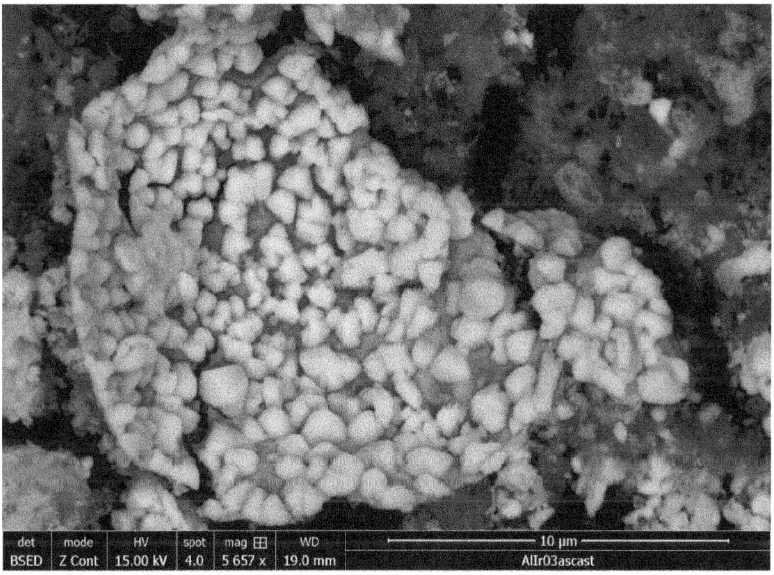

Figure 27 : cristaux de sulfure de mercure à la surface du soin analysé au MEB (source : Institut Jean Lamour, 2019)

  - Spectre 6

Les éléments significatifs du sixième spectre sont : le mercure, le soufre et le cuivre. En effet, la zone analysée révèle que le mercure représente 79,17% de la masse, le soufre 10,92%, le fer 3,19% et le cuivre 2,16%.

- Étude de la molaire mandibulaire gauche (sépulture 512)

Le soin appartenant à la molaire a été plus difficile à analyser. La laborantine a multiplié les zones analysées pour obtenir un résultat plus concluant (réalisation de sept spectres).

  - Spectre 7

La zone n°7 est occupée en masse par 52,79% de calcium, 21,23% de phosphore, et 24,73% d'oxygène.

  - Spectre 10

Nous notons la présence d'oxyde (ou hydroxyde) de fer et de cuivre. Le phosphore représente 2,96% de la masse, du mercure est également retrouvé (2,29% de la masse).

Les hypothèses sur les matériaux observés seront développées dans la partie discussion (6.1).

4.2 Estimation du sexe : méthode dentaire Thomas & Hasser

Tableau 21 : estimation du sexe en fonction des sépultures (double mesure) (source : Dr Thomas et donnée personnelle, 2019)

Sépulture	N°DENT	CIMD	CIVL	N°DENT	ILIMD	ILIVL	P	P'	Résultat	N°DENT	CIMD2	CIVL2	N°DENT	ILIMD2	ILIVL2	P	P'	Résultat
500	43	6,19	7,46	42	5,4	6	77,58%	25,78%	Indéterminé	43	6,21	7,39	42	5,41	5,99	80,50%	29,23%	Femme
508	43	7,01	8,38	42	6,09	6,75	15,52%	1,35%	Homme	43	7,07	8,35	42	6,12	6,81	16,77%	1,46%	Homme
	33	6,94	8,36	32	6,06	6,77	19,22%	1,77%	Homme	33	6,99	8,46	32	6,09	6,91	16,79%	1,46%	Homme
511	43	6,6	8,06	42	6,17	6,7	64,08%	12,08%	Homme	43	6,66	8,27	42	6,24	6,67	43,76%	5,56%	Homme
513	43	7,28	9,44	42	5,9	7,21	0,43%	0,03%	Homme	43	7,28	9,41	42	5,88	7,16	0,42%	0,03%	Homme
	33	7,41	9,38	32	5,95	7,3	0,46%	0,03%	Homme	33	7,41	9,41	32	5,95	7,26	0,39%	0,03%	Homme
514	43	6,31	7,23	42	5,41	5,8	78,74%	27,22%	Indéterminé	43	6,3	7,22	42	5,41	5,86	81,56%	30,77%	Femme
	33	6,26	7,48	32	5,67	5,89	76,49%	23,70%	Indéterminé	33	6,31	7,49	32	5,69	5,84	71,89%	19,56%	Homme
515	43	6,68	7,93	42	5,76	6,49	43,94%	6,22%	Homme	43	6,68	7,92	42	5,76	6,47	43,83%	6,21%	Homme
	33	6,72	7,94	32	5,78	6,41	37,43%	4,82%	Homme	33	6,71	7,97	32	5,76	6,42	35,48%	4,47%	Homme
516	43	6,78	7,78	42	5,68	6,28	36,66%	4,79%	Homme	43	6,76	7,73	42	5,69	6,27	41,95%	5,92%	Homme
	33	6,73	7,6	32	5,79	6,62	73,61%	18,74%	Homme	33	6,71	7,64	32	5,79	6,6	71,28%	17,08%	Homme
517	43	6,67	8,2	42	5,78	6,22	16,59%	1,70%	Homme	43	6,68	8,18	42	5,8	6,13	15,21%	1,54%	Homme
	33	6,75	8,37	32	5,37	6,16	4,06%	0,40%	Homme	33	6,8	8,38	32	5,31	6,2	3,37%	0,33%	Homme
518 tiers c	43	6,72	7,16	42	5,84	6,61	93,08%	52,45%	Femme	43	6,73	7,13	42	5,79	6,4	89,95%	43,07%	Femme
518 tiers o	43	6,76	7,9	42	5,77	5,79	15,48%	1,62%	Homme	43	6,71	7,86	42	5,79	6,04	28,70%	3,41%	Homme
	33	6,69	7,92	32	5,68	6,05	23,04%	2,62%	Homme	33	6,69	7,9	32	5,69	6,04	24,19%	2,78%	Homme
522	43	6,83	8,29	42	6,34	6,44	25,18%	2,45%	Homme	43	6,86	8,29	42	6,3	6,48	23,88%	2,29%	Homme
	33	6,75	8,44	32	6,18	6,5	18,24%	1,69%	Homme	33	6,72	8,45	32	6,2	6,5	19,50%	1,83%	Homme
523mB	43	6,85	7,74	42	5,65	6,5	44,17%	6,30%	Homme	43	6,86	7,77	42	5,66	6,44	38,61%	5,09%	Homme
	33	6,95	7,92	32	5,95	6,68	42,09%	5,36%	Homme	33	6,94	7,93	32	5,9	6,7	41,02%	5,18%	Homme
525	43	7,06	8,28	42	5,93	6,52	10,10%	0,87%	Homme	43	7,09	8,21	42	6,03	6,52	13,23%	1,16%	Homme
526	43	7,06	8,14	42	6	6,18	9,47%	0,83%	Homme	43	7,08	8,18	42	6,04	6,17	8,26%	0,71%	Homme
527	43	7,64	8,84	42	6,42	6,8	1,[illegible]7%	0,08%	Homme	43	7,57	8,94	42	6,21	6,97	1,02%	0,07%	Homme
530	43	6,41	7,48	42	6,14	5,17	52,38%	9,19%	Homme	43	6,44	7,34	42	6,17	5,21	64,71%	14,27%	Homme
	33	6,37	7,41	32	6,34	5,25	71,24%	17,90%	Homme	33	6,54	7,43	32	6,39	5,35	65,15%	13,69%	Homme
531	43	6,8	8,18	42	5,95	6,89	40,89%	5,08%	Homme	43	6,75	8,18	42	5,96	6,84	42,38%	5,43%	Homme
	33	6,7	8,26	32	6,05	6,53	29,07%	3,15%	Homme	33	6,69	8,25	32	6,07	6,6	33,97%	3,89%	Homme
532	43	6,96	8,17	42	6,15	6,76	32,50%	3,45%	Homme	43	6,94	8,2	42	6,16	6,71	29,82%	3,07%	Homme
	33	7,05	8,12	32	6,2	6,81	34,43%	3,66%	Homme	33	7,17	8,19	32	6,22	6,83	24,00%	2,20%	Homme
532m	33	7,54	8,61	42	6,13	6,3	0,[illegible]3%	0,06%	Homme	33	7,54	8,69	42	6,13	6,34	0,69%	0,05%	Homme
534	43	7,12	8,7	42	5,9	6,44	1,[illegible]4%	0,15%	Homme	43	7,12	8,64	42	5,91	6,4	2,12%	0,17%	Homme
	33	6,97	8,43	32	5,9	6,69	10,36%	0,90%	Homme	33	6,89	8,42	32	5,89	6,62	11,44%	1,02%	Homme
536	33	7,18	8,58	32	6,04	6,59	3,78%	0,30%	Homme	33	7,21	8,59	32	6,05	6,6	3,48%	0,27%	Homme

Tableau 22 : estimation du sexe pour les sépultures nécessitant une triple mesure (source : Dr Thomas et donnée personnelle, 2019)

Sépulture	Mesure N°	N°DENT	CIMD	CIVL	N°DENT	ILIMD	ILIVL	P	P'	Résultat
500	1	43	6,19	7,46	42	5,4	6	77,58%	25,78%	Indéterminé
	2	43	6,21	7,39	42	5,41	5,99	80,50%	29,23%	Femme
	3	43	6,17	7,43	42	5,4	5,97	79,29%	27,85%	Indéterminé
514	1	43	6,31	7,23	42	5,41	5,8	78,74%	27,22%	Indéterminé
		33	6,26	7,48	32	5,67	5,89	76,49%	23,70%	Indéterminé
	2	43	6,3	7,22	42	5,41	5,86	81,56%	30,77%	Femme
		33	6,31	7,49	32	5,69	5,84	71,89%	19,56%	Homme
	3	43	6,28	7,12	42	5,4	5,84	86,15%	38,60%	Femme
		33	6,33	7,45	32	5,66	5,87	73,66%	21,03%	Indéterminé

Les tableaux regroupent toutes les mesures et les valeurs obtenues pour permettre l'estimation du sexe (4.2.3).

On retrouve pour chaque sépulture : le numéro de la dent mesurée, l'indice mésio-distal de l'incisive latérale (ILIMD), de la canine (CIMD), l'indice vestibulo-lingual de l'incisive latérale (ILIVL) et de la canine (CIVL) (Tableau 22). Il peut y avoir plusieurs estimations pour la même sépulture si les deux canines et les deux incisives latérales étaient présentes (secteur 3 et secteur 4).

Pour 19 sépultures, les résultats obtenus avec les premières mesures et les secondes mesures sont identiques. Pour deux individus, une triple mesure a été nécessaire pour affiner la probabilité (Tableau 23).

Les dents de la sépulture 500 ne permettent pas de calculer la probabilité d'un sexe (indéterminé). Lors de la deuxième mesure, la formule prédit le genre féminin. Les résultats n'étant pas concordants, les mesures ont été relevées une troisième fois. Nous obtenons une nouvelle fois le résultat « indéterminé ». Nous ne pouvons déduire aucune prédiction sexuelle pour la sépulture 500.

Contrairement à cette dernière, la sépulture 514 a pu être analysée sur le secteur 4 et le secteur 3. Tout d'abord, les premières mesures des deux secteurs concordent et affichent le résultat « indéterminé ».

Les issues obtenues grâce aux deuxièmes mesures sont différentes : le secteur 4 affiche le genre féminin, tandis que le secteur 3 prédit le genre masculin. Les troisièmes mesures n'ont pas permis d'améliorer l'estimation : les résultats sont à nouveau discordants (féminin pour le secteur 4 et masculin pour le secteur 3).

Nous ne pouvons pas nous prononcer sur le genre de la sépulture 514 du fait des résultats peu concluants.

Pour conclure, cette méthode d'estimation dénombre :

- 18 sépultures dont le genre estimé est masculin,
- une sépulture dont le genre estimé est féminin,
- deux sépultures où le sexe estimé est indéterminé.

La quasi-totalité des ossements a été classifiée comme masculine : ce résultat n'est en rien surprenant. Effectivement, il est question de l'analyse d'un cimetière militaire contenant probablement que des soldats. La mandibule de la sépulture 518 tiers centre est la seule estimée féminine. Celle-ci a été retrouvée dans un cercueil contenant plusieurs individus. Si l'estimation est correcte, il pourrait s'agir d'une infirmière enterrée parmi d'autres soldats ou encore d'une femme participant au combat. Selon Frédéric Adam, il était fréquent de retrouver des femmes se déguisant en homme pour participer à la guerre.

Pour vérifier la fiabilité de cette méthode, les estimations obtenues sont comparées à celles de Frédéric Adam et de l'équipe anthropologique de Marseille dans la partie discussion (6.2). Ils utilisent une technique ayant déjà prouvé son efficacité en médico-légale par l'analyse des os du bassin : la méthode DSP.

4.3 Estimation de l'âge : méthode Demirjian, Lamendin, Prince & Ubelaker

4.3.1 Méthode Demirjian

Le stade de maturité « H » a été attribué à chaque dent analysée. En effet, toutes les radiographies rétro-alvéolaires ont mis en évidence des dents sur arcade avec des apex totalement fermés. Cela signifie que chaque dent a atteint son plus haut stade de maturité. Nous pouvons en déduire que toutes les sépultures étudiées étaient matures du point de vue dentaire. Tous les stades et les scores ont été répertoriés dans le tableau ci-dessous (Tableau 24).

Tableau 23 : estimation de l'âge avec la méthode Demirjian (source : donnée personnelle, 2020)

Sépulture	Première combinaison										Deuxième combinaison									
	I1		PM1		PM2		M2		Score global	Âge 50e percentile	PM1		PM2		M1		M2		Score global	Âge 50e percentile
	Stade	Score	Stade	Score	Stade	Score	Stade	Score			Stade	Score	Stade	Score	Stade	Score	Stade	Score		
500	H	25,7	H	27,9	H	22,8	H	23,5	99,9	16,4	H	26,8	H	22,5	H	27,4	H	23,3	100	16
508	H	25,7	H	27,9	H	22,8	H	23,5	99,9	16,4	H	26,8	H	22,5	H	27,4	H	23,3	100	16
512	H	25,7	H	27,9	H	22,8	H	23,5	99,9	16,4										
513	H	25,7	H	27,9	H	22,8	H	23,5	99,9	16,4	H	26,8	H	22,5	H	27,4	H	23,3	100	16
514	H	25,7	H	27,9	H	22,8	H	23,5	99,9	16,4										
515	H	25,7	H	27,9	H	22,8	H	23,5	99,9	16,4										
516	H	25,7	H	27,9	H	22,8	H	23,5	99,9	16,4	H	26,8	H	22,5	H	27,4	H	23,3	100	16
517	H	25,7	H	27,9	H	22,8	H	23,5	99,9	16,4										
518 tiers c A											H	26,8	H	22,5	H	27,4	H	23,3	100	16
518 tiers o	H	25,7	H	27,9	H	22,8	H	23,5	99,9	16,4	H	26,8	H	22,5	H	27,4	H	23,3	100	16
522	H	25,7	H	27,9	H	22,8	H	23,5	99,9	16,4	H	26,8	H	22,5	H	27,4	H	23,3	100	16
527	H	25,7	H	27,9	H	22,8	H	23,5	99,9	16,4	H	26,8	H	22,5	H	27,4	H	23,3	100	16
530	H	25,7	H	27,9	H	22,8	H	23,5	99,9	16,4										
531	H	25,7	H	27,9	H	22,8	H	23,5	99,9	16,4	H	26,8	H	22,5	H	27,4	H	23,3	100	16
532	H	25,7	H	27,9	H	22,8	H	23,5	99,9	16,4	H	26,8	H	22,5	H	27,4	H	23,3	100	16
534	H	25,7	H	27,9	H	22,8	H	23,5	99,9	16,4										

En utilisant la première combinaison de dents on obtient un score global de maturité de 99,9 et un âge estimé au 50e percentile à 16,4. La deuxième combinaison de dents a un score global de maturité égal à 100, et un âge estimé au 50e percentile de 16.

Ces résultats nous affirment que tous les individus de ces sépultures étaient matures : nous pouvons exclure la présence d'adolescents dans l'échantillon.

La population, maintenant définie comme jeune adulte ou adulte, va être analysée à l'aide des méthodes d'estimation pour adulte (Lamendin et Prince & Ubelaker).

4.3.2 Méthode de Lamendin et Prince & Ubelaker

Tableau 24 : estimation de l'âge avec la méthode de Lamendin et Prince & Ubelaker (source : donnée personnelle, 2019)

Sépulture	N° dent	Premières mesures							Deuxièmes mesures							Moyenne globale	
		PL	RL	TL	Lamendin	Moyenne Lam	Prince & Ub	Moyenne P&U	PL	RL	TL	Lamendin	Moyenne Lam	Prince & Ub	Moyenne P&U	Lamendin	Prince & Ub
502	21	0,81	12,55	1,71	32,41	32,41	32,24	32,24	0,87	12,47	1,61	32,21	32,21	32,1	32,1	32,31	32,17
508	21	1,49	13,01	3,02	37,34	39,65	37,5	39,68	1,27	12,99	2,65	35,86	39	35,91	38,85	39,33	39,27
	22	1,55	13,64	4,67	41,96		41,86		1,26	13,73	4,89	42,14		41,78			
509 tiers o	12	1,05	11,4	2,28	35,59	33,1	35,35	32,99	1,02	11,75	2,42	35,74	33,43	35,48	33,27	33,27	33,13
	11	1,15	12,91	1,91	33,35		33,46		1,06	13,25	1,97	33,21		33,28			
	21	0,71	13,57	1,32	30,56		30,52		0,83	13,52	1,6	31,61		31,59			
	22	0,83	11,65	1,69	32,91		32,64		0,72	11,52	1,78	33,14		32,74			
511	22	0,73	13,55	0,74	28,79	28,79	28,89	28,89	0,73	13,5	0,72	28,74	28,74	28,84	28,84	28,77	28,87
513	11	0,89	15,63	0	26,55	26,55	27,17	27,17	0,62	15,7	0	26,24	26,24	26,67	26,67	26,4	26,92
514	11	1,52	14,73	3,3	36,8	36,67	37,11	36,89	1,38	14,5	4,07	39,03	37,16	39,05	37,22	36,92	37,06
	21	1,34	13,78	3,04	36,55		36,66		1,23	13,67	2,65	35,29		35,39			
515	11	1,52	10,95	7,95	58,52	**58,52**	57,15	**57,15**	1,69	11,1	6,84	54,15	**54,15**	53,28	**53,28**	55,22	54,19
518 tiers centre A	12	0,75	11,01	1,7	33,24	33,66	32,82	33,31	0,89	11,05	2,12	35,04	34,62	34,65	34,43	34,14	33,87
	11	0,77	11,41	1,64	32,78		32,44		1,17	11,7	1,77	33,68		33,73			
	21	0,83	11,56	1,72	33,07		32,79		1,11	11,6	2,03	34,6		34,51			
	22	0,95	10,85	2,18	35,54		35,17		0,95	11,14	2,15	35,17		34,84			
518 tiers centre B	11	1,23	14,37	3,15	36,28	36,28	36,36	36,36	0,96	14,42	3,33	36,43	36,43	36,27	36,27	36,36	36,32
521	11	1,2	10,12	2,93	39,82	36,06	39,42	35,76	1,01	10,15	1,47	33,4	34,3	33,23	33,99	35,18	34,88
	21	0,83	10,07	1,94	35,1		34,58		0,95	10,05	1,74	34,5		34,17			
	22	1,16	8,68	1,1	33,26		33,29		0,91	8,29	1,48	35		34,56			
522	11	1,01	13,21	0	26,91	27,01	27,37	27,46	1,16	13,15	0	27,12	27,02	27,7	27,55	27,02	27,51
	21	1,07	12,14	0	27,12		27,55		1,02	13,27	0	26,91		27,39			
523	21	0,85	13,63	3,55	37,59	35,88	37,18	35,25	0,67	13,71	3,18	36,15	35,41	35,69	34,76	35,65	35,01
	22	0,39	11,47	2,19	34,16		33,32		0,43	11,38	2,29	34,66		33,82			
524	11	1,32	13,93	2,53	34,86	34,86	35,09	35,09	1,4	13,9	2,85	35,95	35,95	36,17	36,17	35,41	35,63
525	22	1,2	12,55	3,2	37,96	37,96	37,77	37,77	1,15	12,7	3	37,96	37,96	36,91	36,91	37,96	37,34
526	21	1,04	13,28	2,73	35,57	34,98	35,45	34,83	0,97	13,21	2,65	35,28	34,28	35,1	34	34,63	34,42
	22	1,01	11,43	1,98	34,4		34,2		0,72	11,91	1,89	33,28		32,9			
527	11	1,18	13,93	8,2	51,78	50,7	50,67	49,69	1,3	14,25	8,04	50,87	53,02	49,96	51,95	51,86	50,82
	21	1,29	12,94	6,87	49,62		48,71		1,4	12,33	8,1	55,17		53,93			
528	12	0,52	15,22	0,5	27,52	27,05	27,73	27,38	0,72	15,4	0,61	28,04	27,8	28,38	28,2	27,43	27,79
	11	0,78	15,27	0,31	27,3		27,73		0,67	15,22	0,84	28,64		28,88			
	21	0,66	14,77	0	26,33		26,68		0,99	14,95	0	26,72		27,33			
530	21	1,14	12,44	0,97	30,45	31,45	30,73	31,5	1,1	12,44	1,08	30,99	31,02	30,99	31,02	31,24	31,26
	22	0,87	11,87	1,58	32,44		32,27		0,9	12,05	1,21	31,06		31,06			
531	11	1,94	15,38	2,7	35,17	35,91	35,98	36,33	1,26	15,13	2,58	34,19	35,35	34,5	35,39	35,63	35,86
	12	1,3	13,22	2,94	36,64		36,68		1	13,35	3,06	36,51		36,28			
532	12	1,52	13,68	3	36,74	37,02	37	37,11	1,38	13,76	2,86	36,06	37,03	36,25	37,09	37,03	37,1
	11	1,15	14,21	4,12	39,16		38,96		1,24	13,8	2,96	36,16		36,21			
	21	1,3	14,55	3,19	36,35		36,49		1,29	14,52	3,81	38,15		38,16			
	22	1,32	14,12	2,89	35,81		35,98		1,29	14,09	3,54	37,73		37,74			
533	12	0,97	11,62	1,5	32,45	34,34	32,37	34,35	0,97	11,66	2,11	34,39	34,61	34,39	34,61	34,48	34,48
	21	1,32	13,45	2,86	36,23		36,33		1,03	13,49	2,57	34,84		34,84			
535	12	1,37	14,39	3,08	36,23	39	36,44	39,12	1,51	14,29	3,27	37,04	38,52	37,3	38,46	38,76	38,79
	11	1,73	14,3	4,25	40,19		40,41		1,4	13,96	4,03	39,46		39,43			
	21	1,36	14,42	4,79	41,18		41,02		1,11	14,28	4,65	40,61		40,27			
	22	1,59	14,1	3,64	38,4		38,62		1,23	14,04	3,3	36,98		36,84			

Nous avons pu appliquer ces méthodes sur 22 individus. En effet, l'analyse de onze sépultures n'a pas pu être réalisée car :

- trois sépultures ne présentaient que des mandibules (absence d'os maxillaires),
- deux sépultures avaient perdu les dents nécessaires (*ante* ou *post-mortem*),
- une sépulture présentait des lésions carieuses trop volumineuses sur toutes les dents antérieures maxillaires,
- les cinq dernières sépultures n'ont pas pu être analysées pour diverses raisons (lésion carieuse volumineuse, usure importante, atteinte parodontale…).

Les quatre résultats de la sépulture 515 du tableau 25 mettent en évidence une différence de 5% entre la première et la deuxième moyenne d'âge (pour Lamendin ou Prince & Ubelaker).

Dans notre échantillon, ceci n'a été rencontré que pour la sépulture 515. Lors des premières mesures, l'âge estimé avec Lamendin était de 58,52 années et 54,15 années lors du deuxième cycle. Prince & Ubelaker donnaient une estimation de 57,15 années puis de 53,28 années. De nouvelles mesures sont prises pour pallier la divergence des résultats (Tableau 26).

Tableau 25 : mesures réalisées pour l'estimation de l'âge de la sépulture 515 (source : donnée personnelle, 2020)

Séputlure 515	N° dent	PL	RL	TL	Moyenne L	Moyenne P&U
Premières mesures	11	1,52	10,95	7,95	58,52	57,15
Deuxièmes mesures	11	1,69	11,1	6,84	54,15	53,28
Troisièmes mesures	11	1,62	11	6,5	53	52,14

Les troisièmes mesures concordent avec les deuxièmes mesures. Nous déduisons que l'âge estimé de cette sépulture est d'environ 54 ans pour Lamendin et 53 ans pour Prince & Ubelaker.

L'intervalle des âges estimés se situe entre 26 ans pour le plus jeune (sépulture 513) et 54 ans pour le plus âgé (sépulture 515) (Tableau 25).

Nous retrouvons :

- quatre individus dont l'âge estimé est compris entre 26 et 30 ans,
- sept individus entre 30 et 35 ans,
- neuf individus entre 35 et 40 ans,
- aucun individu entre 40 et 50 ans,
- deux individus plus âgés que 50 ans.

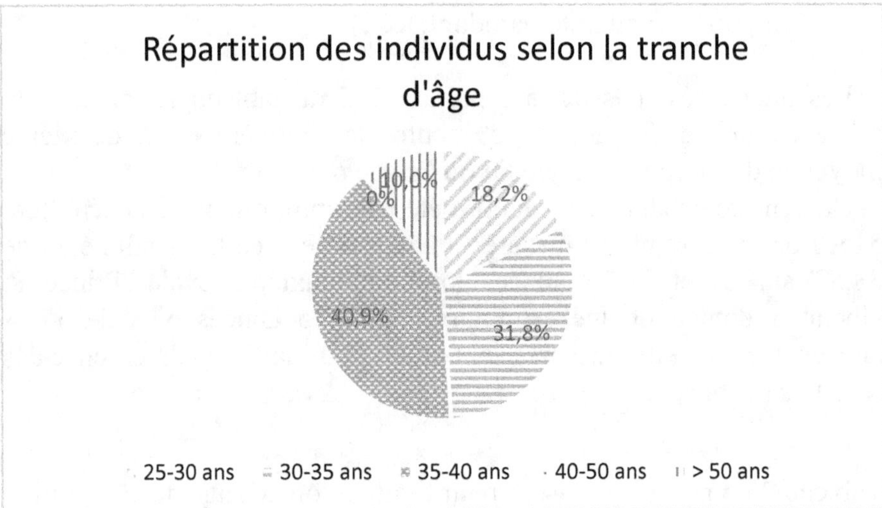

Figure 28 : répartition des sépultures selon la tranche d'âge (source : donnée personnelle, 2020)

Selon nos estimations, environ la moitié des individus est âgée de moins de 35 ans, et 90% de l'échantillon n'aurait pas atteint la quarantaine. Ce résultat n'est pas surprenant compte tenu du contexte historique : les hommes appelés au combat sont généralement jeunes, aptes à se battre et en bonne condition physique. Toutefois, les plus jeunes (inférieur à 30 ans) sont peu représentés dans l'échantillon (18,2% ; $IC_{95\%}$ [12,4-23,9]), Figure 28).

Ceci peut être expliqué par la faible sensibilité des méthodes d'estimation pour les populations très jeunes. De plus, la constante présente dans les équations ne permet pas d'estimer sous la barre des 26 ans. De ce fait, il est fort probable que la proportion des plus jeunes soit sous-estimée. Nous notons que seulement 10,0% des individus étudiés auraient plus que 50 ans ($IC_{95\%}$ [4,3-15,7]).

Pour conclure, l'âge moyen de l'échantillon est relativement jeune (inférieur à 40 ans). La comparaison avec les âges obtenus par Frédéric Adam est intéressante pour confirmer ou non la sous-estimation du nombre d'individus de moins de 30 ans (6.3).

Nous remarquons également la similarité des résultats obtenus via l'équation de Lamendin et via Prince & Ubelaker. Pour chaque sépulture, les âges estimés sont équivalents à une année près.

5. DISCUSSION

5.1 Composition des soins

5.1.1 Canine mandibulaire gauche (n°33)

- Récapitulatif de l'analyse

Pour ce soin, la laborantine a identifié de l'oxyde de zinc, ainsi que des oxydes de magnésium, de silicium ou de zinc.

- Hypothèse

L'oxyde de zinc, le magnésium, le silicium et le zinc entrent tous dans la composition des ciments « oxyde de zinc » encore appelés « eugénates ». Ils sont composés principalement d'oxyde de zinc (ZnO) et d'oxyde de magnésium (MgO). Le dioxyde de silicium SiO_2 est présent en plus petite quantité (Colat-Parros et al. 2010). Ces ciments sont généralement utilisés comme obturation temporaire, fond de cavité, pansement dentinaire, obturation canalaire, etc. Nous pouvons émettre l'hypothèse que ce soin se rapproche par sa composition à nos ciments « oxyde de zinc » actuels.

5.1.2 Prémolaire mandibulaire droite (n°45)

- Récapitulatif de l'analyse

L'analyse de la prémolaire a mis en avant la présence de mercure, de soufre (cristaux de sulfure de mercure) ainsi que des traces de cuivre.

- Hypothèse

Tout d'abord, l'absence de phosphore nous confirme que le MEB analysait la surface du soin et non la surface de la dent.

La formule de l'amalgame est donnée par Black en 1896 : du mercure et un mélange de poudre d'alliage métallique (68% d'argent, 26% d'étain, 5% de cuivre et 1% de zinc) (Matysiak 2009).

Mme Mathieu n'a cependant pas retrouvé d'argent ni d'étain dans le soin.

Nous avons contacté le géologue Daniel Hubé qui a pu nous donner ses hypothèses sur la présence de soufre (habituellement absent dans la composition de l'amalgame dentaire). Selon ce dernier, cela peut s'expliquer par le caractère chalcophyle du mercure : celui-ci s'associe automatiquement au soufre lorsqu'il est présent dans son environnement. Ce soufre peut provenir de l'alimentation, ou encore de l'environnement des cadavres en putréfaction dans un milieu hydromorphe (semblable au terrain argileux de Spincourt).

De plus, nous connaissons l'utilisation de la « fleur de soufre » qui permet de neutraliser le mercure. Cette réaction entraine la formation de sulfure de mercure très stable et quasiment insoluble.

- Discussion

Si le sulfure de mercure était présent *ante-mortem*, l'hypothèse la plus probable est l'utilisation de fleur de soufre pour neutraliser le mercure par les dentistes ou les charlatans de l'époque. Si la formation du sulfure de mercure s'est faite *post-mortem*, il s'agit vraisemblablement de réactions chimiques causées par l'environnement. Les absences d'argent et d'étain dans la composition soulèvent une question : s'agit-il d'un amalgame dentaire de moins bonne qualité ? Si oui, est-ce dû à un temps de guerre ou réalisé par un dentiste-charlatan mal équipé ?

5.1.3 Molaire mandibulaire gauche (n°36)

- Récapitulatif de l'analyse

Les résultats évoquent la présence de calcium, de phosphore, d'oxyde de fer, d'oxyde de cuivre et des traces de mercure.

- Hypothèse

La présence du phosphore nous fait douter de la surface analysée : surface du soin ou surface dentaire ? Mme Mathieu en déduit que la présence de CaOP peut correspondre à un hydroxyde, à du $CaPO_4$ ou bien à la dent elle-même. Le spectre n°10 nous indique la présence en surface d'un oxyde (ou hydroxyde) de fer et de cuivre principalement. Celui-ci pourrait correspondre à une contamination par l'environnement ou bien au soin recherché. Sachant que dans ce soin serait présent 2% en masse de mercure. Compte tenu des résultats non concluants, aucune déduction sur le type de soin utilisé pour la molaire n'est émise.

5.2 Estimation du sexe : comparaison avec la méthode anthropologique

5.2.1 Résultats anthropologiques

L'archéo-anthropologue Frédéric Adam ainsi que l'équipe anthropologique de Marseille (Michel Signoli, Emilie Verna et Caroline Costdoat) ont estimé le sexe des soldats à l'aide de la méthode DSP (Diagnose Sexuelle Probabiliste). Cette technique se sert de données métriques sur l'os coxal. Les genres obtenus sont regroupés dans les tableaux fournis par les deux équipes (Tableaux 27 et 28).

Tableau 26 : résultats de la méthode DSP réalisée par F. ADAM (source : Frédéric Adam, 2020)

Obs	Pum	Spu	Dcox	limt	Ismm	Scox	Ss	Sa	Sis	Veac	PF	PM	SEX
Spinc 502	70,32	26,82	228,00	48,17	122,77	174,00	78,59	79,79	38,76	67,19	0,0001	0,9999	Male
Spinc 508	72,30	30,60	220,00	38,10	112,49	152,86	75,63	78,20	40,25	66,17	0,0001	0,9999	Male
Spinc 509	66,72	27,07	215,00	46,57	110,58	150,40	71,32	70,84	37,19	57,56	0,0007	0,9993	Male
Spinc 513	68,40	30,06		37,43	110,06	161,00	72,93	77,69	39,50	63,16	0,0010	0,0090	Male
Spinc 517	69,88	31,25	224,00	45,58	114,67	161,67	75,08	79,00	38,92	65,09	0,0000	1,0000	Male
Spinc 521	68,72	28,47	224,00	40,34	114,24	146,80	73,92	73,28	39,13	60,18	0,0000	1,0000	Male
Spinc 522	78,07	31,15	227,00	41,53	115,03	153,16	75,77	76,23	38,22	64,53	0,0006	0,9994	Male
Spinc 526			211,00	39,34	107,52	152,72	76,20	73,78	36,15	58,66	0,0217	0,9783	Male
Spinc 528				39,54		140,30	71,18	72,31			0,2063	0,7937	ND
Spinc 530		31,74	216,00	37,90	116,60		77,13	80,47	38,90	69,93	0,0002	0,9998	Male
Spinc 532		29,90	233,00	42,03	118,72	159,47	84,35	84,09	38,04	64,18	0,0000	1,0000	Male

Tableau 27 : résultats de la méthode DSP réalisée par l'équipe anthropologique marseillaise (source : Emilie Verna, 2020)

Sép.	Sexe	Observations
511	H	
513	H	
514	NO	
515	H	
516	H	
517	H	
518	H	NMI : 3 individus Homme
522	H	
523	H	
525	H	
526	ND	
527	ND	
530	H	
531	H	Os coxal surnuméraire masculin
532	H	
534	NO	
536	H	

NMI : nombre minimal d'individus
ND : non déterminé (méthode DSP non concluante, os coxal pas assez dismorphique)
NO : non observable (os coxal absent ou trop fragmenté)

5.2.2 Comparaison des deux méthodes

À partir de ces données, nous avons pu regrouper les résultats dentaires et anthropologiques dans un même tableau (Tableau 29).

Tableau 28 : comparaison des estimations sexuelles par la méthode Thomas & Hasser et la méthode DSP (source : Frédéric Adam, Émilie Verna, données personnelles, 2020)

Sépulture	Méthode dentaire	Méthode DSP
500	Indéterminé	Homme
508	Homme	Homme
511	Homme	Homme
513	Homme	Homme
514	Indéterminé	NO
515	Homme	Homme
516	Homme	Homme
517	Homme	Homme
518 tiers c	Femme	Homme
518 tiers o	Homme	Homme
522	Homme	Homme
523 mB	Homme	Homme
525	Homme	Homme
526	Homme	Homme
527	Homme	ND
530	Homme	Homme
531	Homme	Homme
532	Homme	Homme
532m	Homme	Homme
534	Homme	NO
536	Homme	Homme

L'objectif est de vérifier la fiabilité de l'estimation par la méthode de Thomas & Hasser. De ce fait, nous ne pouvons vérifier la véridicité des résultats lorsque la méthode DSP n'a pas été probante. En effet celle-ci n'a pas pu genrer trois sépultures : les résultats des sépultures n°527, n°534 et n°514 ne pourront pas être comparés.

Toutefois, les résultats de la sépulture 514 sont similaires (sexe indéterminé pour les deux méthodes) mais pour des raisons différentes. Dans la méthode dentaire, la formule a pu être appliquée mais n'a pas pu définir le genre (dent pas assez dismorphique). Tandis que la méthode DSP n'a pas pu être appliquée car l'os coxal était fragmenté ou absent, le sexe est donc indéterminé.

Nous estimons que les genres obtenus via la méthode DSP sont exacts, celle-ci présentant un taux d'erreur très faible (0,39% à 1,25% selon certaines études) (Murail et al. 2005), jusqu'à 5% selon Emilie Verna.

5.2.3 Interprétation des résultats

Les trois sépultures sans estimations concluantes par la méthode DSP sont retirées de l'échantillon ; il reste donc 18 sépultures à comparer.

Parmi celles-ci nous retrouvons :

- une sépulture indéterminée mais masculine par la méthode DSP,
- une sépulture estimée féminine mais masculine par la méthode DSP,
- et enfin 16 sépultures estimées masculines, la méthode DSP confirme ses résultats.

Thomas & Hasser permettent d'obtenir une fiabilité à 80% en denture féminine et en denture masculine (4.2.4).

Nous notons que deux de nos estimations sont fausses : celle de la sépulture 500 (indéterminée) ainsi que la sépulture 518 tiers centre (féminine). Le taux d'échec d'estimation est d'environ 11,1%. Les hypothèses retenues pour les erreurs d'estimation sont :

- biais de mesure,
- biais de calcul (limite de la formule),
- denture pas assez dismorphique (sépulture 500),
- denture typée « féminine » mais en réalité masculine (sépulture 518 tiers centre).

Les 16 sépultures correctement estimées sur les 18 représentent un taux de réussite de 88,9%. Malgré le petit échantillon (18 individus), la fiabilité à 80% pour la denture masculine par la méthode de Thomas & Hasser est vérifiée. La population étant totalement masculine, il est impossible de vérifier la fiabilité à 80% pour la denture féminine.

L'utilisation de cette méthode s'est révélée efficace. La totalité de l'échantillon est représentée par le sexe masculin, ce qui n'est pas étonnant compte tenu de la population dont est issu l'échantillon.

5.3 Estimation de l'âge : comparaison avec la méthode anthropologique

5.3.1 Résultats anthropologiques

Frédéric Adam nous a transmis les estimations d'âge obtenues en étudiant les zones métaphysaires et les caractères de sénescence. Nous prenons ces âges comme vrais.

Pour l'étude, les âges estimés anthropologiquement sont comparés aux âges dentaires précédemment calculés (5.3.2, Tableau 30).

Tableau 29 : comparaison des estimations d'âge de Frédéric Adam et des méthodes dentaires (source : Frédéric Adam, données personnelles, 2020)

Sépulture	Estimation F. Adam	Estimation Lam./P&U
502	30-35 ans (plus proche de 32 ans)	32 ans
508	env. 30 ans	39 ans
509 tiers o	env. 25 ans	33 ans
511	20-25 ans	28 ans
513	env. 25 ans	26 ans
514	env. 30 ans	36 ans
515	env. 25 ans	54-55 ans
518 tiers centre A	env. 30 ans	33-34 ans
518 tiers centre B	25-30 ans	36 ans
521	25-30 ans	34-35 ans
522	env. 30 ans	27 ans
523	30-35 ans	35 ans
524	env. 25 ans	35 ans
525	env. 35 ans	37 ans
526	25-30 ans	34 ans
527	25-30 ans	50-51 ans
528	env. 25 ans	27 ans
530	env. 30 ans	31 ans
531	env. 30 ans	35 ans
532	30-35 ans	37 ans
533	env. 30 ans	34 ans
535	30-35 ans	38 ans

Différence ≤ 6 ans
Différence 6-10 ans
Différence > 10 ans

Particularités des dents utilisées pour l'estimation :

- les dents des sépultures 508, 509 tiers centre, 514, 515, présentent une usure de stade 2, tandis que les dents de la sépulture 524 ont une usure de stade 1,
- les dents des sépultures 509 tiers centre et 524 sont atteintes par une lésion carieuse de stade 1,

- une alvéolyse modérée est observée sur la sépulture 515, alors qu'une poche palatine 11-12 est constatée sur la sépulture 518 tiers centre B,
- les bases osseuses sont manquantes pour les sépultures 524 et 527.

5.3.2 Comparaison des deux méthodes

Rappelons que la marge d'erreur de la méthode Lamendin est de plus ou moins dix ans (4.3.4). Tandis que la marge d'erreur de la méthode de Prince & Ubelaker varie d'environ 5,92 années pour le sexe masculin et 6,21 années pour le sexe féminin (4.3.5).

Dans notre étude, les âges obtenus par la méthode Lamendin et Prince & Ubelaker se sont tous révélés identiques à plus ou moins une année. C'est pourquoi nous retiendrons qu'il existe une marge d'erreur d'environ 6 ans pour toutes les valeurs calculées via les critères dentaires (5,92 années car tous les sujets sont masculins).

À partir de cette valeur, nous avons classifié l'écart d'âge entre la technique anthropologique et la technique dentaire :

- écart inférieur ou égal à 6 ans (limite de la méthode Prince & Ub.) : résultats concluants (16 sépultures),
- écart supérieur à 6 ans et inférieur à 10 ans (limite de la méthode Lamendin) : résultats satisfaisants (quatre sépultures),
- écart supérieur à 10 ans : résultats non probants (deux sépultures).

Sur les 22 sépultures comparées, 16 d'entre elles ont une différence d'âge inférieure ou égale à 6 ans. Cela signifie que la méthode dentaire a permis une estimation « correcte » dans 73% des cas.

Si nous intégrons les sépultures avec un écart d'âge inférieur ou égal à 10 ans (16+4=20 sépultures), nous augmentons ce taux de réussite à 91%.

Les résultats sont globalement proches de ceux annoncés par Frédéric Adam. Exception faite de deux sépultures (n°515 et n°527), où l'on observe un écart d'âge de respectivement 30 ans et 20 ans. Ces erreurs représentent 9% des estimations.

- Étude des sépultures dont les écarts sont supérieurs à 10 ans

  - Sépulture 515

Après comparaison, nous avons surestimé l'âge d'environ 30 ans. Pour comprendre cette divergence, les photographies et les radiographies rétro-alvéolaires de la sépulture 515 (anciennement nommé 453) ont été à nouveau analysées.

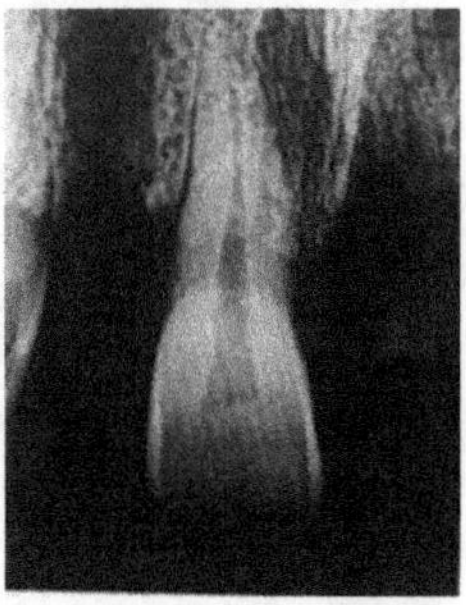

Figure 29 : radiographie rétro-alvéolaire de l'incisive centrale maxillaire de la sépulture 515 (source : données personnelles, 2020)

Prince & Ubelaker recommandent de ne pas utiliser de dents observant des pathologies péri-apicales mais peuvent avoir des petites lésions carieuses. Aucune notion sur l'état du parodonte n'est émise.

Nous notons que l'incisive centrale droite (utilisée pour l'estimation) présente une usure de stade 2, pas de lésion carieuse et pas de lésion péri-radiculaire (Figure 29). Une alvéolyse modérée du secteur incisivo-canin maxillaire (stade 2) est observée.

L'état buccal de l'individu (usure et parodonte réduit) peut nous permettre d'émettre une hypothèse sur la surestimation de l'âge. Ces deux paramètres reflètent un processus de sénescence accéléré ayant pu compromettre le calcul de l'âge.

- Sépulture 527

Pour celle-ci la surestimation de l'âge est d'environ 20 ans. L'examen clinique n'a pas révélé d'usure sur les incisives centrales maxillaires (dents utilisées pour appliquer la méthode, Figure 30 et 31). Voici les radiographies rétro-alvéolaires réalisées lors de l'examen radiologique.

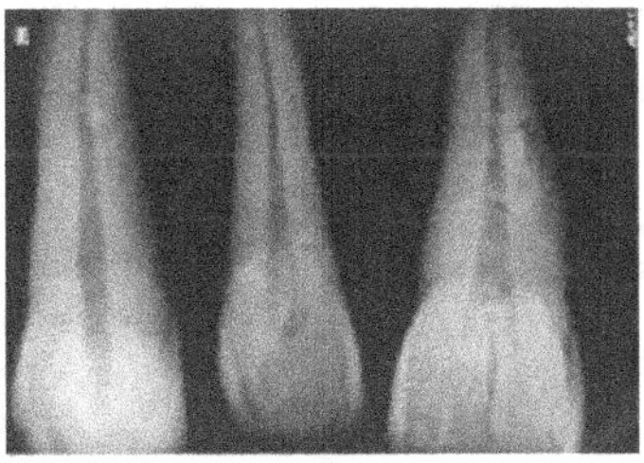

Figure 30 : radiographie rétro-alvéolaire objectivant les dents n°11, 12 et 13 (source : données personnelles, 2020)

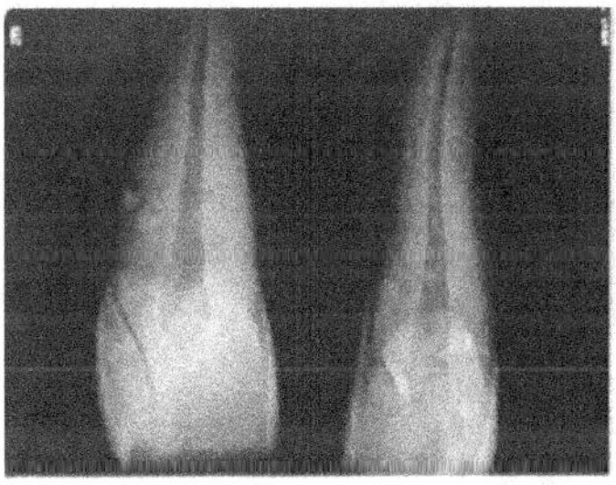

Figure 31 : radiographie rétro-alvéolaire objectivant les dents n°21 et 22 (source : données personnelles, 2020)

Les radiographies rétro-alvéolaires des dents n°11 et 21 ne mettent en évidence aucune lésion carieuse. Nous observons des fêlures de déshydratation *post-mortem*.

Les bases osseuses au niveau incisivo-canin étant absentes, nous ne pouvons certifier l'absence de pathologies péri-radiculaires ni de pathologies parodontales.

Aucune hypothèse ne peut être émise quant à l'origine du mauvais résultat. La mauvaise estimation résulte-t-elle d'un parodontopathie ?

Est-ce un biais de mesure ou une limite à l'utilisation de la méthode dentaire ?

- Synthèse

Les résultats de 16 sépultures sont satisfaisants (moins de 6 ans d'écart avec la méthode anthropologique). Quatre sépultures ont un résultat acceptable (moins de 10 ans de différence). Tandis que les résultats de deux sépultures sont totalement divergents de ceux de Frédéric Adam.

Les individus représentant l'échantillon sont tous jeunes (moins de 35 ans), ce n'est pas surprenant car les soldats appelés pour le combat ne dépassaient guère 35 ans, les plus de 25 ans étaient généralement des officiers de carrière.

Il est intéressant de noter que pour chaque sépulture de notre étude (à l'exception de la n°522), tous les âges calculés par la méthode dentaire sont surestimés comparés à ceux de la méthode anthropologique.

Cette surestimation globale peut avoir plusieurs origines :

- biais de mesure,
- biais de calcul (la formule surestime l'âge car faible sensibilité pour une population jeune),
- vieillissement prématuré des dents (stress, régime alimentaire, habitudes de vie…),
- mauvaise conservation des dents dans le temps (pendant un siècle sous terre, dégradations météorologiques…).

Comme expliqué précédemment, les méthodes dentaires ont permis d'obtenir des résultats plutôt satisfaisants. Toutefois nous n'avons pu estimer que 22 cas sur les 33 sépultures de départ (incisives manquantes, délabrées, cariées, infectées…).

Le champ d'application de ces méthodes reste réduit et moins fiable que la méthode DSP. L'utilisation des méthodes dentaires est une bonne alternative en absence d'os coxal pour donner une tranche d'âge à un individu, toutefois elles doivent être utilisées sur des dents saines pour éviter les biais. Ces techniques ne peuvent se substituer aux méthodes anthropologiques mais peuvent être complémentaires.

6. CONCLUSION

L'odontologie médico-légale est divisée en deux parties distinctes : l'identification comparative et l'identification estimative.

L'identification comparative consiste, comme son nom l'indique, à comparer le dossier dentaire *ante-mortem* à la denture *post-mortem* de l'individu supposé être le défunt. Celle-ci est régulièrement utilisée lors d'identification de sujet isolé ou encore en cas de catastrophe de masse. En l'absence totale d'informations sur le défunt, l'identification estimative prend le relai.

Bien qu'il existe de nombreuses méthodes d'estimation à partir des dents et des maxillaires, peu d'entre elles sont utilisées en médecine légale. En effet, celles-ci sont souvent méconnues, complexes, applicables uniquement sur une population restreinte et moins fiables que les techniques anthropologiques habituelles.

Cependant, en l'absence des éléments osseux nécessaires aux techniques anthropologiques, il peut être intéressant de s'appuyer sur les techniques dento-crâniennes.

Cette étude nous a permis de comparer les résultats obtenus par la méthode anthropologique et par la méthode dentaire. Nous retiendrons la grande concordance sur l'estimation sexuelle des individus grâce à l'application de la méthode élaborée par Thomas & Hasser.

Concernant l'âge, les techniques choisies nous ont permis d'avoir des estimations se rapprochant de celles calculées par l'archéo-anthropologie. Il faut noter une surestimation globale des âges pour chaque individu par les méthodes dentaires. Toutefois, l'échantillon étudié se trouvait à la limite inférieure d'application de ces méthodes (population sûrement jeune).

Il apparait évident que l'odontologie médico-légale représente un véritable apport à l'anthropologie médico-légale. Utilisée seule ou en complément des techniques habituelles, elle prend une place prédominante dans l'identification estimative.

Ces méthodes d'estimation, bien que très restrictives en termes de catégorie d'âge et d'état de la denture, permettent de s'approcher des résultats avancés par les méthodes anthropologiques. Toutefois, la fiabilité pourrait encore être augmentée. Il faut espérer que de nouveaux procédés avec des champs d'application étendus permettront un jour d'obtenir des résultats fiables (sur une population jeune ou sur des dents lésées par exemple).

Ce travail m'a permis de m'initier à un vaste domaine dentaire que je ne connaissais que vaguement : l'odontologie médico-légale. J'envisage d'approfondir mes connaissances à ce sujet : intégrer à moyen terme un Diplôme universitaire est une option privilégiée à ce stade.

Au-delà de l'intérêt scientifique, cette expérience a une véritable dimension humaine. En effet, avoir l'opportunité d'étudier et de prendre soin de ces soldats français issus de la 1re Guerre mondiale est une véritable chance. J'espère, par ces écrits, leur avoir rendu hommage.

Remerciements

Je tiens à adresser toute ma sympathie au Dr Xavier Riaud, pour m'avoir fait l'honneur de participer à ce projet d'édition.

Un grand merci au Dr Céline Clément (MCU à la Faculté d'Odontologie de Nancy) qui m'a soutenue et énormément guidée tout au long de l'écriture de ma thèse d'exercice.

Ma gratitude s'adresse également au Dr Laurent Martrille (MCU et chef de service de médecine légale au CHRU de Nancy), ainsi qu'à Frédéric Adam (archéo-anthropologue à l'INRAP de Metz), sans qui, je n'aurais pu écrire sur ce sujet qui m'a tant passionnée.

À Lionel, Claire, Alexandra et Maryline, qui m'ont permis de m'épanouir dans le cadre professionnel.

À toutes les personnes qui m'ont aidée de près ou de loin à l'écriture de cet ouvrage, je tiens à leur assurer de ma sincère reconnaissance.

Tout mon amour va indéniablement à ma famille. Un grand merci à mes parents Daniel & Sylvie, mon frère Aymeric, ma mamie Nina et évidemment ma moitié Rémi, qui me poussent à toujours être une meilleure version de moi-même.

Remerciements

BIBLIOGRAPHIE

1. Bertrand B. Age-at-death estimation by cementochronology: Somewhere between indifference and overconfidence. Forensic Sci Int. 2019; 302: 109886.

2. Bertrand B, Cunha E, Bécart A, Gosset D, Hédouin V. Age at death estimation by cementochronology: Too precise to be true or too precise to be accurate? Am J Phys Anthropol. 2019; 169(3): 464-81.

3. Caliot V. Rôle des chirurgiens-dentistes français aux armées durant la Première Guerre mondiale (1914-1918) [Thèse d'exercice en Chirurgie dentaire]. [Bordeaux] : Université Bordeaux II. UFR d'odontologie ; 1993. 162 p.

4. Carlos J, Cohen B, Krasse B. Étiologie et Prévention de la Carie dentaire. Sér Rapp Tech - Organ Mond Santé. 1972 ; 494 : 1-21.

5. D'Argent J. L'oeuvre des dentistes français pendant la guerre européenne, 1914...191. Londres : Forgotten Books ; 1916. 40 p.

6. Dauzat A. L'argot de la guerre : d'après une enquête auprès des officiers et soldats. Malakoff : Armand Colin ; 2007. 288 p.

7. Debourge S. Les chirurgiens-dentistes français aux Armées pendant la Première Guerre mondiale (1914-1918) : Organisation d'un service dentaire et stomatogique [Thèse d'exercice en Chirurgie dentaire]. [Lyon] : Université Claude Bernard Lyon I. Faculté d'odontologie ; 1986. 109 p.

8. Demirjian A, Goldstein H. New systems for dental maturity based on seven and four teeth. Ann Hum Biol. 1976; 3(5): 411-21.

9. Atlas de la Première Guerre mondiale : témoignages de poilus. Issy-les-Moulineaux : Éditions Atlas ; 2007. 237 p.

10. Einhorn A. Procain. Liebigs Ann. 1909; (371) : 125.

11. Foti B, Adalian P, Signoli M, Ardagna Y. Limits of the Lamendin Method en Age Determination. Forensic Sci Int. 2001; 122(2-3): 101-6.

12. Fronty P, Coignet F, Ingrand P. Détermination du sexe par l'analyse odontométrique des dents monoradiculées. Bio hum anthropol. 1998 ; 16(1-2) : 41-7.

13. Gardent J. Dans son cabinet roulant le dentiste opère aux armées. Sci Vie. 1916.

14. L'uniforme du poilu 1914-18. La Gazette des Uniformes. 2005 ; (19), Hors-série.

15. Geiss I, Burgelin H. Le déclenchement de la première guerre mondiale. Rev Hist. 1964 ; 232(2) : 415-26.

16. Jourde M. Maladies Parodontales : Facteurs De Risque Et Approches Thérapeutiques. Bull Acad Vét Fr. 2014 ; 167(1-3) : 26.

17. Kaidonis JA. Tooth wear: the view of the anthropologist. Clin Oral Investig. 2008; 12(S1): 21-6.

18. Lamendin H, Baccino E, Humbert JF, Tavernier JC, Nossintchouk RM, Zerilli A. A simple technique for age estimation in adult corpses: the two criteria dental method. J Forensic Sci. 1992; 37(5): 1373-9.

19. Le Monde dentaire : Journal indépendant des chirurgiens-dentistes français. 1907 ; (10).

20. Matysiak M. La sécurité des amalgames dentaires pour les patients et l'environnement au regard des positions de la communauté scientifique. Prat Organ Soins. 2009 ; 40(2) :133-44.

21. Médard F. Les soins dentaires aux poilus.14-18 Le magazine de la Grande Guerre. 2020 ; (87) : 14-25.

22. Metzger Z, Buchner A, Gorsky M. Gustafson's Method for Age Determination from Teeth: A modification for the Use of Dentists in Identification Teams. J Forensic Sci. 1980; 25(4): 742-9.

23. Morgenstern H. La mise en place de l'École dentaire de Paris et de l'École dentaire de France. Actes Soc. fr. hist. art dent. 1995 ; 32-39.

24. Morgenstern H. Les dentistes français au XIXe siècle. Paris : L'Harmattan ; 2009. 242 p.

25. Murail P, Bruzek J, Houët F, Cunha E. DSP: a tool for probabilistic sex diagnosis using worldwode variabilité in hip-bone measurements. Bull. Mem. Soc. Anthrop. Paris. 2005; 17(3-4): 167-76.

26. Naulin-Ifi C. Odontologie pédiatrique clinique. Rueil-Malmaison : CDP ; 2011. 327 p.

27. Nossintchouk RM, Tavernier JC. Manuel d'odontologie médico-légale. Paris : Masson ; 1991. 214 p.

28. Pennaforte M. Détermination du sexe au cours de l'identification judiciaire par l'étude des paramètres dento-maxillaires [thèse d'exercice en chirurgie dentaire]. [Paris] : Université Paris Descartes. Faculté de chirurgie dentaire; 1973. 58 p.

29. Peters E, Lau M. Examen histopathologique visant à confirmer le diagnostic des lésions périapicales : un aperçu. J Can Dent Assoc. 2003 ; 69(9) : 598-600.

30. Prince DA, Ubelaker DH. Application of Lamendin's adult dental aging technique to a diverse skeletal sample. J Forensic Sci. 2002; 47(1): 107-16.

31. Ravello C. L'importance de l'odontologie médico-légale dans l'identification judiciaire [thèse d'exercice en chirurgie dentaire]. [Nancy] : Henri Poincaré Nancy 1. Faculté de chirurgie dentaire ; 2011. 170 p.

32. Riaud X. Première Guerre mondiale et stomatologie : des praticiens d'exception. Paris : L'Harmattan ; 2008. 222 p.

33. Riaud X. Pionniers de la chirurgie maxillo-faciale (1914-1918). Paris : L'Harmattan ; 2010. 138 p.

34. Thomas H, Hasser J, Bitsch A. Informatisation de la méthode Dimodent : Amélioration de la détermination du sexe masculin. Rev Droit Méd Identif Appl Odontol. 2012 ; (14) : 15-27.

35. Valfrey JJ. Histoire du traité de Francfort et de la libération du territoire français. Whitefish : Amyot ; 1874. 264 p.

36. Villain G. Congrès dentaire interallié (1914-1917). Paris : G. Villain ; 1917.

37. Wells H. A History of the Discovery of the Application of Nitrous Oxide Gas, Ether and Other Vapors to Surgical Operations. Hartford: J. Gaylord Wells; 1847. 25 p.

38. Zorba E, Goutas N, Spiliopoulou C, Moraitis K. An evaluation of dental methods by Lamendin and Prince and Ubelaker for estimation of adult age in a sample of modern Greeks. Homo Int Z Vgl Forsch Am Menschen. 2018; 69(1-2): 17-28.

39. Association Française d'Identification Odontologique. Méthode de Béquain [Internet]. [cité 30 mars 2020]. Disponible sur : http://www.afioasso.org/wa_files/BEQUAIN.pdf

40. Bonnefon C. Pages d'Histoires, 1914 : En mobilisation [Internet]. Paris : Berger-Levrault ; 1914 [cité 19 janv 2020]. Disponible sur : https://gallica.bnf.fr/ark:/12148/bpt6k9608447j

41. Bonnet JM. Hygiène dentaire, ou les Moyens de conserver ses dents belles et bonnes, à l'usage des gens du monde [Internet]. Nancy : Gonet ; 1842 [cité 14 mars 2020]. Disponible sur : https://gallica.bnf.fr/ark:/12148/bpt6k64614060

42. Colat-Parros J, Jordana F, Choussat Ph. Les ciments dentaires [Internet]. 2010 [cité 5 juin 2020]. Disponible sur : http://campus.cerimes.fr/odontologie/enseignement/chap19/site/html/cours.pdf

43. Cruet L. Hygiène et thérapeutique des maladies de la bouche [Internet]. Paris : Masson&Cie ; 1899 [cité 23 févr 2020]. Disponible sur : https://gallica.bnf.fr/ark:/12148/bpt6k64383668

44. Fauchard P. Le chirurgien dentiste, ou Traité des dents [Internet]. 2e édition. Paris : Mariette ; 1746 [cité 15 mars 2020]. Disponible sur : https://gallica.bnf.fr/ark:/12148/bpt6k106171x

45. Godart J. Instruction sur l'organisation des services de stomatologie dans les régions [Internet]. Châteauroux : Imprimerie Mellottée ; 1916 [cité 21 févr 2020]. Disponible sur : https://gallica.bnf.fr/ark:/12148/bpt6k57403581

46. Huret J. La catastrophe du Bazar de la charité (4 mai 1897) [Internet]. Paris : F. Juven ; 1897 [cité 16 mars 2020]. Disponible sur : https://gallica.bnf.fr/ark:/12148/bpt6k370290

47. Institut Jean Lamour. MEB Quanta FEG de FEI [Internet]. [cité 28 mars 2020]. Disponible sur : https://ijl.univ-lorraine.fr/recherche/centres-de-competences/microscopies-microsondes-et-metallographie-3m/equipements/meb-quanta-feg-environnemental/

48. Ministère des armées. Note ministérielle du 8 juillet 1897, portant adoption d'un nouveau modèle de fascicule A et modifiant certaines dispositions de l'instruction du 28 décembre 1895 sur l'administration des hommes des différentes catégories de réserve dans leurs foyers [Internet]. Paris : Henri Charles-Lavauzelle ; 1898 [cité 3 févr 2020]. Disponible sur : https://gallica.bnf.fr/ark:/12148/bpt6k6101232d

49. Montagne P. Matériaux d'obturation et préparations cavitaires: évolution à travers le temps [thèse d'exercice en chirurgie dentaire]. [Nancy] : Henri Poincaré Nancy 1. Faculté de chirurgie dentaire ; 2007 [cité 7 juin 2020]. Disponible sur : https://hal.univ-lorraine.fr/hal-01732877/document

50. Prud'homme E. Hygiène dentaire [Internet]. Chauny : Imp. Bugnicourt ; 1866 [cité 14 mars 2020]. Disponible sur : https://gallica.bnf.fr/ark:/12148/bpt6k5626483h

51. Raynal T. La Stomatologie indispensable aux médecins praticiens [Internet]. Paris : JB Baillière et Fils ; 1914 [cité 13 mars 2020]. Disponible sur : https://gallica.bnf.fr/ark:/12148/bpt6k5740445r

52. Reinach J. Le service de santé pendant la guerre [Internet]. Paris : Bloud & Gay ; 1915 [cité 25 févr 2020]. Disponible sur : https://gallica.bnf.fr/ark:/12148/bpt6k5516621k

53. République française. Journal officiel de la République française [Internet]. 1913 [cité 3 févr 2020] ; (213) : 7138-64. Disponible sur : https://gallica.bnf.fr/ark:/12148/bpt6k63879116

54. République française. Journal officiel de la République française [Internet]. 1919 [cité 24 janv 2020] ; (191) : 7373-7400. Disponible sur : https://gallica.bnf.fr/ark:/12148/bpt6k6374167m

55. République française. Les Archives de la Grande Guerre [Internet]. Paris : E. Chiron ; 1921 [cité 3 févr 2020]. Disponible sur : https://gallica.bnf.fr/ark:/12148/bpt6k5441824j

56. République française. Bulletin des lois de la République française : XIIe série : deuxième semestre de 1872 contenant les lois et décrets d'intérêt public et général publiés depuis le 1er juillet jusqu'au 31 décembre 1872 : Partie principale : Tome cinquième : n° 98 à 117 [Internet]. Paris : Imprimerie Nationale ; 1872 [cité 20 janv 2020]. Disponible sur : https://gallica.bnf.fr/ark:/12148/bpt6k210062f

57. Thomas H. Détermination du sexe [Internet]. [cité 25 mars 2020]. Disponible sur : http://www.afioasso.org/wa_files/protocol.pdf

TABLE DES MATIÈRES

Structures éditoriales du groupe L'Harmattan

L'Harmattan Italie
Via degli Artisti, 15
10124 Torino
harmattan.italia@gmail.com

L'Harmattan Hongrie
Kossuth l. u. 14-16.
1053 Budapest
harmattan@harmattan.hu

L'Harmattan Sénégal
10 VDN en face Mermoz
BP 45034 Dakar-Fann
senharmattan@gmail.com

L'Harmattan Cameroun
TSINGA/FECAFOOT
BP 11486 Yaoundé
inkoukam@gmail.com

L'Harmattan Burkina Faso
Achille Somé – tengnule@hotmail.fr

L'Harmattan Guinée
Almamya, rue KA 028 OKB Agency
BP 3470 Conakry
harmattanguinee@yahoo.fr

L'Harmattan RDC
185, avenue Nyangwe
Commune de Lingwala – Kinshasa
matangilamusadila@yahoo.fr

L'Harmattan Congo
67, boulevard Denis-Sassou-N'Guesso
BP 2874 Brazzaville
harmattan.congo@yahoo.fr

L'Harmattan Mali
ACI 2000 - Immeuble Mgr Jean Marie Cisse
Bureau 10
BP 145 Bamako-Mali
mali@harmattan.fr

L'Harmattan Togo
Djidjole – Lomé
Maison Amela
face EPP BATOME
ddamela@aol.com

L'Harmattan Côte d'Ivoire
Résidence Karl – Cité des Arts
Abidjan-Cocody
03 BP 1588 Abidjan
espace_harmattan.ci@hotmail.fr

Nos librairies en France

Librairie internationale
16, rue des Écoles
75005 Paris
librairie.internationale@harmattan.fr
01 40 46 79 11
www.librairieharmattan.com

Librairie des savoirs
21, rue des Écoles
75005 Paris
librairie.sh@harmattan.fr
01 46 34 13 71
www.librairieharmattansh.com

Librairie Le Lucernaire
53, rue Notre-Dame-des-Champs
75006 Paris
librairie@lucernaire.fr
01 42 22 67 13

www.ingramcontent.com/pod-product-compliance
Lightning Source LLC
LaVergne TN
LVHW051357061026
849535LV00009B/3228
* 9 7 8 2 3 4 3 2 3 3 2 5 3 *